眾。傳媒是不是已忘記了當日當上記者的初衷？忘了怎樣為讀者尋求真相呢？這都是值得新聞從業員和社會思考的重要問題。

我與小肥波已共事多年，深知他對偽科學資訊絕不容忍。近年他積極在《立場新聞》、《評台》和不同社交網絡上，與讀者分享不同科學知識，拆解無數偽科學騙局，更多次跟一班養生術士筆戰，相信他已開罪不少行業內的「既得利益者」。

《養生大謬誤》集合了養生騙徒多年來謠傳的各種無效療法，並逐一擊破。關心健康的你，絕對不容錯過。

現代醫學不是萬能，也有機會出現不同程度的副作用、業界操控研究的醜聞。不過這不代表一些偏方就是最佳另類選擇。科學是一門不斷自我修正的學科，書中所說的未必是永恆事實，但小肥波最希望讀者知道的，不單是哪一種療法無效，更重要是明白怎樣分辨真偽。

腦人家

《立場新聞》科學版專欄作家

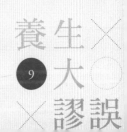

前　言

拆解偽科學資訊

隨著科技進步，人類活到七八十已是非常普遍，但人永遠是貪心想活得更長久更健康，這種渴求亦造就很多超級食品及保健產品，又或不知從哪變出來的古老偏方出現，商家或健康達人都聲稱，吃完這些保健產品，或試服那些偏方，你的健康就會「返晒來」。

等等！這世界真有這些神奇之物，食少少就可以身體健康？那我們幹嗎還要去運動，幹嗎還需要醫生呢？

其實，市面很多保健產品所含的偽科學資訊多不勝數，你永遠分不出是真是假，好似「食一包即食麵，肝臟要用 32 日解毒」、「三文魚很多寄生蟲」，還有微波爐、手機訊號發射站輻射致癌這些資訊都陰魂不息，不斷在各個群組中流傳，嚇怕老中青。

人們對食品安全、營養、毒素的驚恐，很多時是因為無相關的正確知識，然而有問題的偽科學訊息，卻猶如病毒一樣，在網路及大氣電波中無止境流轉。當問轉發這些偽訊息的朋友：「你知道原理嗎？」他們大都以不清楚作回覆，更認為這樣做無錯，讓更多人防範「致癌物質」，更加健康，實在是功德無量之舉。但事實上，這些偽科學卻對學界，甚至政府部門造成很多困擾。

世界就是這麼奇怪，正因如此小肥波近年一直在網上寫科普文章，期望解釋給大眾知道，事實並非如 Whatsapp 、Facebook 上流傳所說一樣「恐怖」，也不如商家或健康達人所言，啪粒保健品就 KO 身體大大少少的問題。

這本書先由開門七件事說起，一步一步地為大眾打好科學基礎，了解到原來每日我們吃進肚的超級食品、保健品、維他命的功效、有很多都被商家「作大」，而非有真憑實學吃了就可以消除病痛。最重要是你浪費的錢，其實可以買更多更有益的食品。

你有心理準備看看自己相信了幾多偽科學，中了幾多個騙局嗎？

10

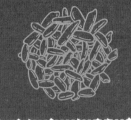
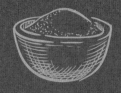
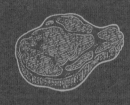
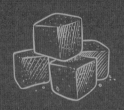
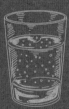

第 一 章

開門
七件事

撥亂
反正

(. (

食糙米
比白米健康？

謠言指白米含砷（arsenic）這種毒素，再加上打磨過程中有大量營養流
失，（delete 除了白米）多年來市面上也有很多甚麼糙米、紅米、五
穀、十穀米所謂較健康的米產品，吸引市民購買。

家母也不時用紅米煲粥清腸胃，我自問對米的要求不
大，相反老爸對此非常反感，嫌紅米太硬不好吃。究竟
除了味道口感問題，我們應該選擇吃甚麼米呢？

稻米含毒素砷

既然講到有毒，自然要先解釋甚麼是砷。砷是天然存在的非金屬元
素，亦分佈於水、空氣、泥土中，由德國神父 Albertus Magnus 在
1250年發現。另外，人類活動如提煉黃金、銅等，以及生產農藥時會
產生，而最古老毒藥之一的砒霜，其實是最具商業價值的砷化合物及
主要的砷化學開始物料。所以有些時候你會聽到有人說白米有砒霜就
是因此而起。

砷會以有機或無機兩種方式存在──這並非我們所說的有機種植方法，
而是砷的化學結構變化，兩者分別在於前者會黏住碳原子，後者則無碳
且比較對健康造成壞影響。

由於砷會於環境中存在，植物會在生長期間將之吸收累積，所以多種農作物中也含極微量的砷。不過，稻米是很多人的主糧，加上奇怪地比其他農作物從泥土及水份吸收得更多砷，因而有其潛在危機。

浸洗米能減少攝取砷

至於所謂更天然健康的有機種植，包括美國食品藥品監督管理局 (FDA) 等的官方健康機構暫時都無足夠證據，確認可減少稻米的砷含量。

沒錯，長期接觸高劑量的砷，會增加皮膚、膀胱與肺癌機會，但這種情況通常是飲用了受污染的地下水所致。而根據香港食物安全中心的數字，即使是砷攝取量最高的中學生，也只用了每周可容忍攝入量每公斤15微克的45%[1]，再加上近年香港人越來越「無米氣」，米商都一直尋找方法推廣「食飯」，可見香港人因米而砷中毒風險並不大。

不同地方、不同品種、不同季節種植與使用不同農藥的稻米砷含量可以差天共地，例如糙米因帶有外殼，通常比白米也有較高砷含量，留意的是有機種植並不會改變米的含砷量。如果你真的擔心米的砷，請先以6-10份水浸一份米，然後將多餘的水份倒去，這樣就可以減少米中40-60%無機砷。

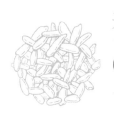
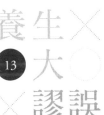

養生大謬誤

糙米「數字上」較有益

白米以外的紅米、五穀、十穀米等都屬全穀物，它們在脫殼後仍保留完整的麩皮、胚芽與胚乳等部分，保留了絕大部份穀物應有的維他命、礦物質與纖維。

以糙米（被精製後就是白米）為例，每100克分別含0.401、5.091與0.509毫克的維他命B1、B3與B6，白米完全沒有前兩種成份，每100克白米也僅含0.164毫克維他命B6；至於鐵、鎂與磷這些礦物質，每100克糙米分別有1.47、143、333毫克，白米則有0.8 、25與115毫克[2]。

單看數字，糙米可能更有益，但也有人不適合食用這些全穀物。因為全穀物纖維較多，需要消化道更多蠕動才能消化，消化功能較差的人吃完可能會出現肚漲或肚痛問題。

部分人士不適合食糙米

剛才說過全穀物的磷含量較高，而植酸（Phytic acid）則是這些穀物於組織中磷的主要儲存形式。這種成份事實上會阻礙人體吸收鐵、鈣、鋅[3]，所以對貧血人士來說，全穀物可能是催命符。另外磷本身就需要腎去處理，腎功能較差或有腎病患者同樣不應食用全穀物[4]。

記住中國人的「中庸之道」，選擇最適合自己健康狀況的食材，吃的食物越廣泛越好，否則單調吃

來吃去也是那幾種，營養攝取可能有所缺失。老人家、腸胃消化能力較差的，還是吃白飯好了。

講完米，一起帶大家去看看其他家庭飲食必備之物，有甚麼你要知的營養謎思吧！

參考資料：

1. Chen, M. (2007). Food Safety Focus (10th Issue, May 2007) – Incident in Focus. Centre for Food Safety. Retrieved from https://www.cfs.gov.hk/english/multimedia/multimedia_pub/multimedia_pub_fsf_10_01.html

2. USDA. (n.d.). USDA Food Composition Databases. Retrieved from https://ndb.nal.usda.gov/ndb/search/list

3. Schlemmer, U., Frølich, W. & et al. (2009). Phytate in foods and significance for humans: Food sources, intake, processing, bioavailability, protective role and analysis. Molecular Nutrition & Food Research. 53 Suppl 2: S330–75. DOI 10.1002/mnfr.200900099

4. National Kidney Foundation. (10 January 2017). Phosphorus and Your CKD Diet. Retrieved from https://www.kidney.org/atoz/content/phosphorus

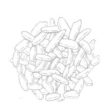

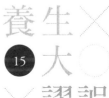

養生大謬誤

1.2

糖份比脂肪
更損心臟健康

上世紀五十年代，美國人患心臟病的機率顯著上升，科學家開始尋找原因，並鎖定飽和脂肪為主要幕後黑手。然後，我們這一代都知道脂肪被妖魔化，想瘦得健康就要敬而遠之。不過，現時的研究已顯示[1]糖份也會增加血液中的三酸甘油酯 (triglyceride) 含量，促使血管硬化、血管內壁增厚，增加中風、患心臟病的風險。

為何要到50多年後的今天，我們才發現太多糖份有損心臟健康？原來這一切都是糖業的大陰謀，更影響著全球50年來的膳食建議。

這是營養學史上從未見過的醜惡陰謀。

學術研究不可盡信

時間回到1964年，當時仍稱為糖份研究基金會的糖業協會意識到，學界開始進行研究，分析攝取高糖份是否會增加患心臟病的機會。這個商會的其中一個高層John Hickson，就與同業商討「以自己的研究、資訊以及立法手段」將輿論從糖份轉移至其他食品成份。

巧合地，著名生理學家 Ancel Keys 以及其他學者則在同期進行調查，並相信飽和脂肪與膳食中的膽固醇是造成心臟病的最主要成份。有見及此，John Hickson 就向同業建議，出版自己的數據，反駁批評聲音，並將之嫁禍於脂肪和膽固醇。他在1965年向三位哈佛學者提供共6,500美元的糖份研究資助，篩選適合的文獻讓學者參考，更明言研究必須對業界有利[2]。

業界資助 操控研究

研究期間，這三位學者與 John Hickson 合作無間，不斷交換意見，最終在1967年於《新英格蘭醫學雜誌》刊出研究[3]，指高糖份造成心臟病的說法並無足夠證據，並將污名推到飽和脂肪身上。結果研究一出版，對糖份的指控確實減少，而低脂飲食自此成為新潮流。

而這一切「罪證」文獻都散落於哈佛、伊利諾大學以及其他圖書館中，並由加州大學的學者 Stanton Glantz 整理後撰文刊於《美國醫學會內科期刊》[4]。

業界操控科學研究時有所聞，如 2015年《紐約時報》就有文章指，可口可樂投放過百萬美元，資助研究團隊做一些減低汽水與癡肥關係的研究，2016年6月美聯社則報道過，有糖果商資助的研究指多吃糖果的小朋友，會比其他小朋友輕。2019年初哈佛大學人類學家葛蘇珊（Susan Greenhalgh）也特別

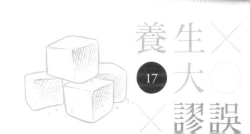

養生大謬誤

點名批評可口可樂等國際飲食巨企，以經濟、機構網絡影響中國官方飲食政策，造成內地癡肥大流行[56]。

罪魁禍首的「四人幫」早已不在人世，為何 Stanton Glantz 的發現這麼重要，小肥波要特別強調呢？

D. Mark Hegsted 後來成為美國農業部營養局局長，在1977年有份草擬聯邦政府膳食指引，「使橫手」於政府膳食指引中強調，飽和脂肪是心臟病元兇，而糖份「只是」令你蛀牙，並無熱量可言。而另一位學者 Frederick J. Stare 則成為哈佛大學營養部的主席，指導新世代美國營養學家。縱使美國心臟協會、世衛等健康組織都開始警告高糖帶來的風險不只是蛀牙與癡肥，D. Mark Hegsted 與 Frederick J. Stare 等人仍繼續影響全球人口的飲食習慣與各國公共健康政策，並令糖與脂肪對加劇心臟病風險的爭論持續至今。

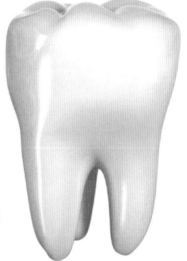

糖業協會在 Stanton Glantz 的報告刊出後發表聲明[7]指，《新英格蘭醫學雜誌》在1984年才要求透露研究的資金來源，1967年的哈佛研究自然沒有這樣做。協會在為此事辯護時亦承認，增加其資助透明度是必須的，但強調業界的資助對營養學發展有重要地位。

營養學界的利益申報守則已大幅改變，類似陰謀無可能被複製，但事件再次提醒我們公共資助的重要性，令大企業或行業難以影響科學研究的公正性；而公眾

亦可因為愈來愈多的公共資助，對科學有更大的信心，而不需擔心研究靠譜與否。更重要的是，科學有自我完善的能力，糖業這個大陰謀由科學家揭發，而科研只能在公開的期刊發表才有公信力，因此不能永遠扭曲真相。

參考資料：

1. American Heart Association & American Stroke Association. (15 April 2011). Triglycerides: Frequently Asked Questions. Retrieved from http://www.heart.org/idc/groups/ahamah-public/@wcm/@sop/@smd/documents/downloadable/ucm_425988.pdf

2. Hegsted, D.M. (10 August1965). Letter to John L. Hickson, Sugar Research Foundation. D. Mark Hegsted Papers,1952-1999 (inclusive),1960-1978 (bulk). Boston, MA: Harvard Medical Library, Francis A. Countway Library of Medicine. H MS c54

3. McGandy, R.B., Hegsted, D.M. & Stare, F.J. (1967). Dietary fats, carbohydrates and atherosclerotic vascular disease. N Engl J Med.1967;277(4):186-192.

4. Kearns, C.E., Schmidt, L.A. & Glantz, S.A. (2016). Sugar Industry and Coronary Heart Disease Research: A Historical Analysis of Internal Industry Documents. JAMA Intern Med, published online September 12, 2016. doi:10.1001/jamainternmed.2016.5394

5. Greenhalgh, S. (2019). Making China safe for Coke: how Coca-Cola shaped obesity science and policy in China. BMJ 2019; 364 :k5050. doi: 10.1136/bmj.k5050

6. Greenhalgh, S. (2019). Soda industry influence on obesity science and policy in China. J Public Health Pol. doi: 10.1057/s41271-018-00158-x

7. The Sugar Association. (12 September 2016). The Sugar Association Statement on Kearns JAMA Study. Retrieved from https://www.sugar.org/resources/releases/the-sugar-association-statement-on-kearns-jama-study/

1.3

代糖無助減肥
怎麼辦？

近年除了做gym跑步，低鹽低糖低油飲食亦是健康潮流指標。想飲罐可樂都要無糖、低糖，讓你自我感覺良好。一罐飲料這麼甜怎會不落糖？當中所用的是代糖啊！

小肥波也飲可樂，但只喝原版，因為很怕那種很假的代糖甜味。代糖由被發明以來，除了味道，應用上也一直備受爭議。早在1906年，時任美國總統老羅斯福更聲言「誰說糖精（saccharin）危害健康的是白癡！」然而，代糖爭議仍無日無之。

熱量較低不等於能減肥

有些營養師和營養科學家認為蔗糖素（sucralose）與甜菊糖（Stevia）等人造代糖用於取代食品與飲料糖份是安全的；有些學者則認為，代糖有份造成癡肥及其他代謝疾病盛行——代糖會影響大腦、身體對甜食的卡路里值估算。

而耶魯大學神經科學家DanaSmall團隊2017年發表的研究[1]或許能改變你對代糖甚至甜味的看法。

20

Small 原本並非想研究代糖與人體健康的關係，而是想找出甜食卡路里是否就是觸發大腦獎勵系統的原因——因為理論上愈多糖就愈高卡路里。為了測試這假說，Small 調製了五種不同顏色、不同口味，但同樣含蔗糖素的飲料，其甜度相等於75卡路里糖份；這五種飲料最大分別是加入了不同數量的無味碳水化合物麥芽糊精（maltodextrin），令飲料有不同卡路里（0、37.5、75、112.5 與 150）。

然後，實驗對象需兩星期內兩次在實驗室及四次在家中共六次飲用特製飲料，並在每次飲後接受團隊的功能性磁振造影（fMRI）素描腦部獎勵迴路的情況。Small 原本預測，越高卡路里，大腦反應就會越強，釋出更多快樂神經遞質多巴胺（dopamine）。

不過，結果不似預期：令人出現最多大腦反應的竟然是75卡路里的綠色飲料。這對於 Small 來說毫無道理，為何75卡路里會比150卡路里的更具獎勵性？如果不是卡路里，又是甚麼在作祟呢？

Small 發現甜度原來會調控代謝訊號。當甜度與卡路里吻合時，代謝反應與大腦反應都會變成最大值，而這個情況正正就是75卡路里，沒有加入麥芽糊精的綠色飲料造出；一旦甜度與卡路里並不吻合時，會令大腦無所適從。而結果引發出更多問題：腦部認不到且不被代謝的卡路里到底會積存在哪？

Small 表示，這些卡路里不會被身體當作能量使用，所以會儲存在肌肉、肝臟或者脂肪之中，但無一種是理想的儲存方法。簡單點來說就是：與白糖同樣甜度但熱量較低的代糖，對減肥毫無幫助，因為甜度與熱量比例不似腦部預期，結果身體無法處理這些糖份，影響身體代謝反應。

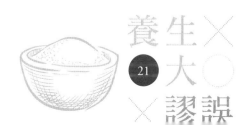

長期使用或患糖尿病

另一方面，如果甜味劑阻礙碳水化合物代謝，可能解釋到為何進食高加工食品飲食的人容易有代謝功能障礙。研究又提醒，要分析代糖是好是壞，必須要根據情況而定，例如空肚飲代糖飲料與飽腹飲的血糖濃度調節速度相信已大為不同。

但令人憂慮的是，為了減少添加糖份，食品公司正設計各種含代糖與碳水化合物混合的產品，如研究屬實，這些新產品很可能會破壞人體的代謝反應。2017年一份澳洲小型研究曾顯示，短期使用代糖亦能改變身體調控血糖能力，長期使用或令人患2型糖尿病[2]。

同時，這也解釋到為甚麼現有的代糖研究結果互相矛盾。2012年於《新英格蘭醫學雜誌》發表的一項荷蘭研究[3]發現，連續18個月每天飲用一次含代糖飲料的兒童，比每天飲用含糖飲料的兒童體重增磅較少，脂肪量也較少。不過，在大多數觀察性研究之中，飲用代糖飲料的人，尤其飲得最多的一批人，患癡肥、2型糖尿病與心血管疾病的風險極高。

支持代糖的人士認為這些結果源自「反向因果關係」。他們指，癡肥人士本身患這些慢性疾病的風險比其他人高；而且癡肥人士很可能飲用代糖飲品來減肥，致使食用代糖看起來風險更高。

Purity: 98.90%　　　　100 g

X

HARMFUL
Harmful if swallowed.
Possible cause of
cancer.

Sweetener

(artificial)

For use in food industry!

上述的荷蘭研究，兒童是在早上於學校飲用飲料，但報告並未交代他們有否在同一時間進食其他食物。正如之前所說，Small的研究提醒空腹飲代糖飲料與吃飽飲很可能有完全不同效果。話雖如此，Small的研究表明了大腦與身體系統互動方式其實相當複雜，既受代謝機制影響，但同時被調控。正如Small所說：「味道可以改變卡路里的代謝後果。」

木糖醇潛在風險

代糖是否可安全使用、其每日安全攝取量的多寡，亦一直都因為只有有限證據，世衛無法訂立適合的建議。不過2018年新加坡一份研究就曾發現[4]，6種美國食品及藥物監督管理局（FDA）批准使用的代糖，可能會對某些腸道微生物群落有毒性（研究只使用大腸桿菌），從而影響人類健康，但團隊強調這並不代表代糖對人體有毒，只是不建議飲用含代糖飲品。

而《英國醫學期刊（BMJ）》在2019年年初刊出大型審視研究[5]，也指出現時未有強烈證據顯示，如木糖醇（Xylitol）的「非糖類代糖（non-sugar sweetener）」有重要健康好處，其潛在危險亦未能被完全排除。

該研究由英國非牟利組織Cochrane所做，組織一直致力將有關醫療的獨立研究結果轉化為有用數據，讓世衛等衛生機構，訂下更好的健康膳食建議。團隊審視過去56個研究，對比無或低非糖類代糖，以及有高攝取量的成人與兒童的健康情況。這些志願者被確認普遍健康，但亦可能出現癡肥等問題。

團隊強調，這是迄今最詳細有關代糖的研究，但也補充這些研究均屬小型、研究時間短，難以完全確定代糖對健康的影響——也因此不能排除

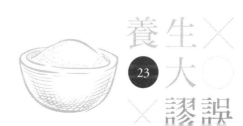

養生大謬誤

其潛在危險性，學界需要更多研究了解代糖是否適合被人類安全使用。

哈佛營養學部研究學者Vasnti Malik於BMJ的評論[6]也認同需要更多研究，以完善現有膳食建議，但她仍認為，代糖這種糖份替代品，對減低嗜糖癡肥人士中風、糖尿病等心臟代謝疾病風險是相當重要，只是他們的最終目標均是以水代替含糖飲料。Malik又在評論結語提醒，膳食政策與建議必須在新證據下定期更新，令大眾可有更多資訊了解糖份與其替代品。

其實香港也有降低食物中鹽和糖委員會，但成立超過四年僅不斷說推動或鼓勵低糖及低鹽飲食，其中2017年11月的一份討論文件更這樣說：

「向每個區議會撥款25萬元，鼓勵地區／本地組織舉辦活動，在地區層面宣傳減低從食物中攝入鹽和糖的健康訊息。各區正陸續推出有關活動⋯⋯」

這類活動成效不彰，根本無改變市民習慣，如同倒錢落鹹水海；又，全香港有幾多間食肆參加非強制的「有營標籤」計劃？就算參與的，可能只有一兩款菜式屬低鹽低糖低油，實屬「做做樣」的措施，還不如立例要求將這兩種成份，於飲品或食物含量訂在更健康水平來得直接了當。

不過，當珍珠奶茶店開到浩如煙海，想健康香港人還是下巴輕輕說完就算了。我不是說你不應飲汽水等

高糖飲料，只是所有東西也應有節制，一周幾杯珍奶、檸茶、汽水，糖份不超標就奇哉妙事也。想要減肥更健康，讀者最好還是喝清水吧！

參考資料：

1. Veldhuizen, M.G., Babbs, R.K., Patel, B. & et al. (2017). Integration of Sweet Taste and Metabolism Determines Carbohydrate Reward. Current Biology published online 10 August 2017. doi: 10.1016/j.cub.2017.07.018

2. Boseley, S. (14 September 2017). Artificial sweeteners raise risk of type 2 diabetes, study suggests. The Guardian. Retrieved from https://www.theguardian.com/society/2017/sep/14/artificial-sweeteners-raise-risk-of-type-2-diabetes-study-suggests

3. de Ruyter, J.C., Olthof, M.R. Seidell, J.C. & Katan, M.B. (2012). A Trial of Sugar-free or Sugar-Sweetened Beverages and Body Weight in Children. N Engl J Med 2012; 367:1397-1406. DOI: 10.1056/NEJMoa1203034

4. Harpaz, D., Yeo, L.P., Cecchini, F., Koon, T.H.P. & et al. (2018). Measuring Artificial Sweeteners Toxicity Using a Bioluminescent Bacterial Panel. Molecules 2018, 23(10), 2454. doi: 10.3390/molecules23102454

5. Toews, I., Lohner, S., de Gaudry, D.K. & et al. (2019). Association between intake of non-sugar sweeteners and health outcomes: systematic review and meta-analyses of randomised and non-randomised controlled trials and observational studies. BMJ 2019;364:k4718. doi: 10.1136/bmj.k4718

6. Malik, V.S. (2019). Non-sugar sweeteners and health. BMJ 2019;364:k5005. doi: 10.1136/bmj.k5005

養生大謬誤

椰子油非神物
注意風險

椰子油是很多人「熟悉」的超級食品,自2011年起開始大熱,不少健康達人及傳媒吹捧,聲稱椰子油由減肥、醫濕疹、降膽固醇、平衡血糖到醫腦退化症[1]樣樣都有效,例如Google上搜尋「椰子油 腦退化」,第一個結果指向美國醫生 Mary Newport 以椰子油治好自己丈夫的腦退化症病人,重新帶來希望。

雖然,從無研究證明椰子油在人體上有以上功效,但依然有很多人追捧。在 2011-2015年的短短4年間,英國銷售額由100萬英鎊上升至1,640萬英鎊;美國更為誇張,單是 2015年的銷售額已達2.29億美元。

在這段時間,你我家中總有一兩個人受此風潮影響,買點椰子油消炎防曬醫濕疹,甚至以此做煮食油炒菜。我自己也有輕微濕疹,但搽完食完老媽買的椰子油都是無分別——家人亦如是。最終,這個椰子油人體試驗不到一年就告終。

而近兩三年,學界越來越多人質疑椰子油的好處,甚至有學者以「純毒藥」形容,令大眾避之則吉。椰子油非神物,也非毒藥,我們一起去客觀看看現有證據吧!

純毒藥是誇張指控

「椰子油是其中一種你能吃下最差的東西！」2018年8月中，哈佛陳曾熙公共衛生學院流行病學家Karin Michels 於德國弗賴堡大學的「椰子油與其他營養謬誤」講座上，明言吹捧椰子油不智，更指椰子油堪稱「純毒藥」。

講座片段被廣傳後引發「外交風波」，印度農業與農民福利部官員 B.N. Srinivasa 向哈佛公共衛生學院院長發公開信，斥責 Michels的言論「輕率且無真憑實據」，要求院長採取「糾正措施」。現時 Youtube 已將該講座影片下架，但 Michels 未就此事向任何人道歉。

印度當局為何對此事這麼緊張？印度人並非玻璃心，而是因為該國盛產椰子，尤其南部的喀拉拉邦，椰子除了是當地人主糧，更是其生計命脈，椰子商業市場以十億計上落！喀拉拉邦心臟學家Rajesh Muralidharan更形容當地人「椰子油入血」，no coconut，no life ！

Michels的指控不無道理，因為椰子油有超過八成半的脂肪都是飽和脂肪，是豬油的兩倍，也比牛脂肪 (beef dripping) 多六成。然而，指椰子油是「純毒藥」卻語氣重了點——如果真的是純毒藥，我與大家早已死透了不是嗎？

根據現有科學證據，太多飽和脂肪，會增加體內五大脂蛋白 (lipoprotein) 之一低密度脂蛋白 (low-density lipoprotein, LDL) 膽固醇這種所謂「壞膽固醇」，從而增加患心血管疾病的風險。另一種高密度脂蛋白 (high-density lipoprotein, HDL) 攜帶的則被外間視為「好膽固醇」，能從血管中移除「壞膽固醇」。不過要留意，只有25-33%的血管「壞膽固醇」能被「好膽固醇」帶走，無法將之完全消滅。

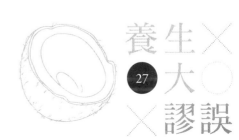

椰子油會增「壞膽固醇」

事實上，美國心臟協會（AHA）在2017年重新審視過椰子油功效的科學證據，發現椰子油跟牛油、棕櫚油一樣會增加「壞膽固醇」體內濃度，亦無所謂的心臟健康聲稱，故此反對使用椰子油。協會亦發現，有七成半美國人認為椰子油有效，但僅有37%營養師認為椰子油健康，顯示流行讀物非常影響大眾觀感。其他機構也曾發出類似警告，呼籲民眾勿亂食椰子油。

另外，曾有研究發現椰子油因為椰子油含豐富月桂酸（lauric acid），比其他脂肪更能幫助身體增加「好膽固醇」水平。不過，2003年的審視研究已指，雖然月桂酸令「好膽固醇」增加，但椰子油還有其他大量飽和脂肪，「壞膽固醇」水平會同時增加，前者的好處很有可能被抵消[2]。

而椰子油能減低患心血管疾病風險的說法，一直無直接科學研究可以證明，只由一些太平洋島國的原居民飲食觀察「研究」推論出來。值得留意的是，這些原住民飲食中也比現代人食用更多蔬果、魚類，大家請自行思考這些因素會否對你的健康有更大影響。

2016年刊於Nutrition Reviews的大型審視報告[3]，審視了21項研究，當中有8個是臨床試驗，分析自願者服食不同油份，包括椰子油、牛油、不飽和菜油（橄欖油、芥花籽油、葵花籽油等）9日到八周的時間，以了解椰子油或椰子產品的功效。結果卻發現，對比不飽和油份，椰子油會增加體內不論好壞的總膽固醇量。研究團隊更表明，現有椰子油研究質素都非常差。

這兩種油更健康

哈佛學者於同年刊於《英國醫學期刊（BMJ）》的研究[4]甚至指，椰子油與其他飽和脂肪大同小異，吃得多更會增加患心血管疾病的風險，建議想預防心臟病的人士應及早轉換食用更健康的油份，如有較高不飽和脂肪比例的菜籽油或橄欖油，同一份量，前者平均有九成是不飽和脂肪，後者也有約85%，但椰子油則有87%是飽和脂肪。

之前，編輯搭單問，如果牛油果油又屬健康嗎？其實這種越來越多人認知的油份，其不飽和脂肪含量與菜籽油或橄欖油相若，相對較為健康。不過，現時的研究均只在實驗室設定下測試，未有進一步臨床測試，如果想作為每日煮食用油，小肥波建議還是持觀望的態度。

椰子油不能防曬

有養生達人也聲稱椰子油可消炎，經「冷壓初榨（virgin）」的椰子油，直接從椰子肉壓榨出椰子汁再分離出油份，可保留更多抗氧化物，更為健康且減少身體發炎。

沒錯，冷壓初榨能保留更多抗氧化物，而抗氧化物能減緩或防止氧化作用的分子，對於如癌症、冠心病甚至高原反應的預防作用，已經得到研究肯定。但是，研究亦顯示日常服用抗氧化物補充劑無法減低死亡率，甚至令死亡率輕微增加[5]。

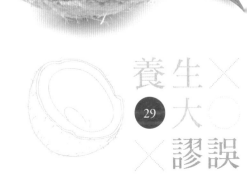

養生 × 大 × 謬誤

我們自身也會製造抗氧化物，例如尿酸（uric acid）和穀胱甘肽（glutathione），另外抗氧化物亦常見於很多普通食物之中。不過物極必反，太多的抗氧化物，會引發氧化應激（oxidative stress），干擾細胞正常的氧化還原狀態，會製造出更多過氧化物（peroxide）與自由基（free radical）導致細胞的損傷和死亡，得不償失。記住，衰老是必然之事，只要自己身體一直無大礙，我們便不必額外猛吃椰子油又或其他超級食品這些抗氧化物。

有人更將椰子油作為天然防曬劑，不過學界並不建議這樣做，因為連同椰子油的所有天然油份，其防紫外線B能力幾近等於零，肯定會曬傷曬紅。然而，如果曬傷後塗搽椰子油卻有一定保濕效用，幫助修復皮膚，當然這種能力其他油份也可以做到！

用椰子油漱口殺菌？

又有人問，用椰子油漱口有無潛在風險？雖然有研究[6][7]顯示椰子油的殺菌能力與含氯己定(Chlorhexidine)的漱口水相若，但我們不能排除會誤將油份吞下的機會，屆時可能又會增加患心臟病風險，所以讀者請自行衡量是否值得用椰子油漱口。

椰子油在2011-2015年成為人人都喜歡談及(與食用)的超級食品，但根據《華盛頓郵報》報道，近兩、三年銷售額已逐步放緩，美國椰子油產品銷售額由2015年高峰的2.29億回落至2017年的1.63億，下跌幅度相當於24.3%。

這亦非首次有所謂超級食品消失於眾人眼前，顯示「超級食品」這四個字不過是種時尚體驗與商家謀利的工具——營養學界根本就無定義過甚

麼是超級食品。而近期普羅大眾因 AHA 反對椰子油開始尋找其他替代油份，商家亦趁機推銷牛油果油、海藻油等產品。

《華盛頓郵報》訪問過英國全球食品趨勢研究機構 TheFoodPeople 創辦人 Charles Banks。他指出超級食品要維持市場佔有率，最重要的不是該食品有多時髦、有幾多競爭對手，而是如何宏觀地改變長期飲食習慣，以及其被科學證明的健康好處。正因如此，大眾越來越質疑椰子油的好處，結果改向使用其他油份。

比起椰子油，現時有更全面的科學證據顯示不飽和脂肪，尤其橄欖油能降低患心血管疾病風險，數據更是來自臨床試驗：2014年西班牙團隊就發現[8]，習慣地中海飲食的較年長人士服用愈多橄欖油，特別是特級冷壓初榨橄欖油，有較低的患心血管疾病風險。

甚麼是地中海飲食？它源於1940-1950年代環地中海地區及國家如希臘、意大利南部及西班牙的傳統飲食，以大量橄欖油、豆科植物、天然穀物、水果和蔬菜，適量魚、奶製品(芝士和乳酪)及紅酒，配以少量肉製品為特色。

不過，流行病學家 Miguel Martinez-Gonzalez 與同事在2016年重新進行審視19份大型報告[9]，修訂說法指地中海飲食以至生活習慣整體才是關鍵，單是服食橄欖油並不能顯著降低患心血管疾病機率。

高溫煮食的幾類適用油

有些人甚至以為「冷壓初榨 (virgin)」的橄欖油或椰子油加上「健康」二字，就可以用來煎、炸食物，但這些發煙點 (smoke point) 低的油份(即只需相對較低溫度，即可加熱至出煙)，在相對低溫下，其脂肪酸與結

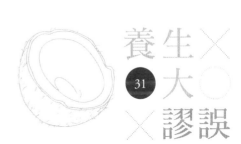

養生大謬誤

構就會被破壞，產生潛在致癌物，因此絕不建議用來高溫處理食物——更何況煎炸烤等高溫煮食方法本身就不健康，用「更健康」的油只是自欺欺人。

真的怕高溫煮食不健康，其實可以選用較高發煙點的油如花生、粟米、芥花籽油，避免太多致癌物產生。相反低發煙點的油如亞麻子油、冷壓初搾椰子油則可用於不經加熱處理食物（如沙律）、快炒的菜式之上。換言之，要視乎自己主要煮甚麼食物而用合適的油份。

油份在很多人眼中都是致肥、不健康之物，被傳媒或所謂健康達人加以利用，妖魔化，但油份是人類需要攝取之營養，不應完全避免，因為部份維他命需要透過脂肪才可被攝取與利用。肥，很多時是攝取過多卡路里，倒不如吃少點，吃得清淡點。當然我明白計住卡路里做人很辛苦，但健康從來不是易事啊！

至於濕疹，最好查清楚致敏原，依足醫生指示搽藥膏，以免耽誤醫治的黃金時期；以我自己為例，我的濕疹與壓力有關，多減壓跑步看電影早點睡，自然不用依靠椰子油了。

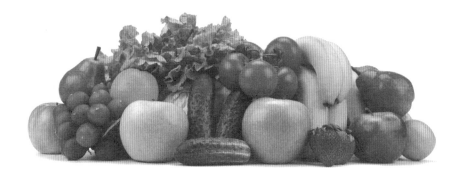

參考資料：

1. Nafar, F. & Mearow, K.M. (2014). Coconut Oil Attenuates the Effects of Amyloid-β on Cortical Neurons in vitro. Journal of Alzheimer's Disease. JAD. 2014;39(2):233-237. DOI:10.3233/JAD-131436

2. Mensink, R.P., Zock, P.L., Kester, A.D. & Katan, M.B. (2003). Effects of dietary fatty acids and carbohydrates on the ratio of serum total to HDL cholesterol and on serum lipids and apolipoproteins: a meta-analysis of 60 controlled trials. Am J Clin Nutr. 2003 May;77(5):1146-55.

3. Eyres, L., Eyres, M.F., Chisholm, A. & Brown, R.C. (2016). Coconut oil consumption and cardiovascular risk factors in humans. Nutr Rev. 2016 Apr; 74(4): 267–280. doi: 10.1093/nutrit/nuw002 https://www.ncbi.nlm.nih.gov/pmc/articles/PMC4892314/

4. Song, G., Li, Y.P., Wanders, A.J. & et al. (2016). Intake of individual saturated fatty acids and risk of coronary heart disease in US men and women: two prospective longitudinal cohort studies. BMJ 2016;355:i5796. doi: 10.1136/bmj.i5796 https://www.bmj.com/content/355/bmj.i5796

5. Bjelakovic, G., Nikolova, D., Gluud, L.L.,& et al. (2007). Mortality in Randomized Trials of Antioxidant Supplements for Primary and Secondary Prevention Systematic Review and Meta-analysis. JAMA. 2007;297(8):842-857. doi:10.1001/jama.297.8.842

6. Peedikayil, F.C., Remy, V., John, S. & et al. (2016). Comparison of antibacterial efficacy of coconut oil and chlorhexidine on Streptococcus mutans: An in vivo study. J Int Soc Prev Community Dent. 2016 Sep-Oct;6(5):447-452. Epub 2016 Oct 24

7. Kaushik, M., Reddy, P., Sharma, R. & et al. (2016). The Effect of Coconut Oil pulling on Streptococcus mutans Count in Saliva in Comparison with Chlorhexidine Mouthwash. J Contemp Dent Pract. 2016 Jan 1;17(1):38-41

8. Guasch-Ferré, M., Hu, F.B., Martínez-González, M.A. & et al. (2014). Olive oil intake and risk of cardiovascular disease and mortality in the PREDIMED Study. BMC Med. 2014; 12: 78. doi: 10.1186/1741-7015-12-78 https://www.ncbi.nlm.nih.gov/pmc/articles/PMC4030221/

9. Martínez-González, M.A. & Martín-Calvo, N. (2016). Mediterranean diet and life expectancy; beyond olive oil, fruits and vegetables. Curr Opin Clin Nutr Metab Care. 2016 Nov;19(6): 401–407. doi: 10.1097/MCO.0000000000000316 https://www.ncbi.nlm.nih.gov/pmc/articles/PMC5902736/

1.5 水素水 只是電解水！

有沒有發覺，電解水機這回事久不久就會重現大眾眼前？幾乎全部都說，你平時所飲的水不健康、不夠能量！早幾年就有鑽石能量水這回事，在電視大賣廣告又找名人代言，好不厲害！

除了濾水器之外，我慶幸老媽沒中伏，花幾千大洋買這些與水有關的無謂機器。而這些水機的源頭原來出自日本！作為美容大國，日本總有一系列產品聲稱可以美顏、護膚，其中一種就是水素水。飲水就可以變靚，信得過嗎？

水素＝氫 源自日本

水素是日文，即是我們中文的氫 (Hydrogen, H_2)。如果有少少化學認識的朋友都會知道，水 (H_2O) 是由兩個氫一個氧組成，但商家卻指普通自來水和樽裝水都「缺氫」，所以必須增加水的氫，從而清除體內自由基，防止皮膚鬆弛和老化、幫助改善敏感體質、修復全身細胞，甚至可以防止細胞突變，真的人有多大膽，水有多大產！

水素水其實是電解水的一種，已有60年歷史：最早的電解水機由日本學者諏訪方季於1958年發明。電解是指電流通過電解質溶液，在陰極和陽極上引起氧化還原反應的過程。電解後水本身是中性，只會產生氫氧離子、氫氣、氧氣與氫離子，但亦可加入其他離子(ions)，變成酸或鹼的離子水。

到1965年日本厚生省更承認這些鹼性電解水可改善「消化不良、胃酸過多」等藥效[1]，並為電解水機發出認可。在90年代更成立子鹼性離子整水器協議會促進離子水研究與宣傳，但真正引爆熱潮的是1992年時任神戶市協和病院河村宗典院長接受電視台訪問，大讚電解水的好處。

為何日本人這麼關心水的電解問題？日本人向來天然資源缺乏，二戰後百廢待興，又認為自己食物不夠營養，導致體格比外國人差，因此不斷尋找方法讓自己壯健一點，例如強調飲牛奶的好處。日本國內的水屬軟水，當中含有的可溶性鈣、鎂等微量元素較外國低（含較多微量元素的稱為硬水），所以此議題才備受注視。

近年水素水「復興」，則要多謝 2007年日本醫科大學細胞生物學教授太田成男團隊發表於《自然：醫學》的動物研究[2]，該研究指氫可作為有效的抗氧化療法，能快速經細胞膜滲透到細胞之中，從而防止活性氧以及其他自由基破壞細胞，造成癌症。

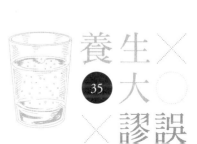

「抗氧化」未必是好事

稍後的章節會詳細提及抗氧化物問題，在此就不說冗話。英國生物化學家 Nick Lane 在 *The Vital Question* 一書中其實也曾花了不少篇幅討論自由基與抗氧化物，如何影響細胞生產能量。現時還有不少健康資訊網站或雜誌仍批評自由基是令 DNA 突變之物，抬高抗氧化物「解藥」的地位，能抗衰老及防止自由基作惡影響健康。

不過 Lane 提醒，學界早就有大量研究否定這個 50 年代發展出的理論，亦有研究顯示很多長壽動物身體製造抗氧化物的酵素含量非常低。

細胞中的發電站線粒體 (mitochondria) 也會製造自由基，而這些自由基確實會導致 DNA 突變，但不會對生命造成嚴重問題。相反，服用大量抗氧化物才會帶來反效果，減低身體製造能量的速度，甚至令你「死快啲」。

總之，即使水素水能清除體內自由基，也不見得對你的健康有幫助。

2016 年年尾，日本消費廳國民生活中心曾進行抽樣調查，發現 10 種市面的水素水飲品，有兩個無氫離子成份，與飲用一般水無分別。該調查又向製造水商進行問卷調查，當中問到「是否確定產品中加入了水素元素？」只有兩家聲稱「市面上的氫濃度測試藥不能正確測量其產品」。而對於水素水的功效，有 15 家公司回答第一功效是「補充水分」，其次才是「美容」與「抗衰老」。可見，這些公司連自己的產品都無信心，只是追趕潮流的尾巴。

水素水現時在日本以「保健用食品」而非醫療品發售，與一般蔬果汁飲品同類，因此日本當局對含氫量無嚴格規定。不過，若產品明文標示「可改善健康」，可能會觸犯商品說明條例。國民生活中心的報告亦指

出，因氫氣難以溶在水中，所有產品在開蓋後會逐漸流失氫氣，若放置過久會失去所謂的功效。

鉛水事件人心惶惶

畢竟香港人經歷完 2015 年的鉛水事件，對水也有一定戒心，也不知到底飲怎麼樣的水。不要說電解水，蒸餾水廠商也想分一杯羹。

不過，世衛、學界也極不建議使用蒸餾水或純水完全取代現有食水水源，因為蒸餾水理論上並不含任何礦物質與微量身體必需金屬，除了會引致血液中紅血球數量有所下降，亦曾有捷克調查發現，當地人使用逆滲透淨化水減低當中雜質數月後，結果造成缺鎂缺鈣症狀，這些症狀包括肌肉痙攣、失眠、焦慮等。更重要是，這些純水或減礦水在化學上較不穩定，更易侵蝕金屬或其他有機盛載器皿，反而更易將有毒物質溶入水中令飲用者中毒。

簡單來說，全面使用蒸餾水是絕不安全，亦不健康，以「安全」作賣點宣傳蒸餾水與水機，是無視現有科學證據的説法。

不過話說回頭，到底當年的鉛水事件是否這樣嚴重呢？以涉及的屋苑、學校甚至醫院數量來説的確非常多，但問題在於所謂「超標」到底是甚麼一回事。

先說鉛。世衛在 2011 年公佈最新的食水水質指引[3]時，以當時現存科學證據將食水鉛安全攝取量訂於每日每公升 10 微克之內。不過世衛報告已強調，是「極難（extremely difficult）」令鉛含量降至這個濃度，因為喉管老化都會令鉛滲入食水之中，建議可在水喉系統中加入石灰或其他方法增加水的鹼度至 pH8-9，以減低喉管被侵蝕釋放鉛的機會。

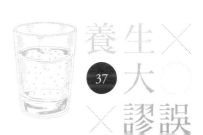

事實上，2003年有報告[4]甚至指，世衞或美國疾病管制與預防中心的所謂每公升10微克食水鉛安全含量根本不安全，每公升水有10微克以下的鉛亦足以令孩童智力下降，記憶力與集中力不足等問題。到底是跟世衞還是這個美國研究的説法呢，的確有點無所適從，但香港出現鉛水事件很大程度上是因為有人用了不合規格的焊料焊接喉管所致，所以就算叫政府「回水」不收水費，也不會處理到問題。反而，是要政府與各界合作，加強抽查各屋苑所用的喉管，業主也應定時檢查家中喉管，畢竟自己家園自己兒女，盡責任也是很應份的。

較少人注意事件中也有鎳（nickel）、鎘（cadmium）兩種重金屬「超標」，兩種金屬化合物均被用作保護喉管的保護層，鎳本身甚至天然存在於水之中。然而，鎳的「安全標準」實際上是以保障鎳敏感人士而設[5]，常人從水中攝取比「標準」70微克（μg）稍高的鎳，未必會出現包括患癌、慢性免疫問題等的嚴重副作用——記住 1毫克（mg）等於1,000微克，而要鎳中毒致死量為每公斤 150毫克；以一個60公斤成人日飲 2公升水來説，其鎳攝取量也只是上限的20%，其餘均從空氣、食物，甚至煮食用具中攝取，要擔心還不如擔心空氣質素、其他食物的安全。另外，日食20包煙殘留於室內而被攝取的鎘約為每日2-4微克，所以大家更應擔心二手煙。

至於鎘除了在受污染水中出現，亦會因從受污染泥土種植的農作物、肉類，甚至室內吸入二手煙而被攝取，累積於肝與腎之中，攝取量要達到350 - 3,500毫克才會立即致命，短期地攝取10毫克以上才會導致蛋白尿、骨質疏鬆症與其他免疫問題，但香港暫時見到的鎘「超標」量只為3.3微克，比世衛建議的僅高0.3微克。

以上只為成人參考攝取量，孩童攝取量數據並不完善，亦未列入於世衛指引。我並非說不該擔心鉛水問題，而是全面了解現有數字後才判斷問題嚴重性——事發後問責是無補於事，如何再次避免事件重演更為重要。

煲滾食水除去病原體

從鉛水事件我們可以看到，市民根本無相關科學知識去分辨對與錯，僅用「超標」二字即惹來爭議成為政治問題，為議員們提供一個絕佳機會邀功，但時至今日政府、很愛民的議員有甚麼實質措施去提升喉管安全呢？2018年，民主黨再於葵翠邨發現超標 9倍的鉛水，正正突顯問題所在。沒有實際行動，自然就再出現問題。

總括來說，無論身在何處，連買水都可以被商家利用科學之名，將無特別健康用處的產品拿來賺錢，大眾需要的是小心考慮，產品是否符合基本科學原理、所聲稱的好處會否太多、有沒有獨立科學文獻支持？人體健康涉及眾多機制，簡單吃或飲一種東西就健康，那我們就不必製造大量不同食物了。

飲水當然也大有學問，最緊要慢慢一小口一小口的飲，不會令胃一時太漲，另外每次喝水也不應一次灌太多，中醫指這樣會生濕阻礙氣血運行

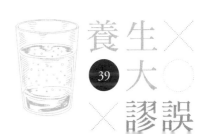

亦傷脾胃。如果怕食水有重金屬，裝濾水器盡量過濾污染物，煲滾食水
除去病原體就最安全了。

參考資料：

1. 國元, 堀田 . & 康弘, 才原 . (31 March 2017). アルカリイオン水（飲用アルカリ性電解水）の基礎知識 . 機能水研究 Vol.12(2), p35-44, 2017. retrieved from http://www.fwf.or.jp/data_files/view/305/mode:inline

2. Ohasawa, I., Ishikawa, M., Takahashi, K. & et al. (2007). Hydrogen acts as a therapeutic antioxidant by selectively reducing cytotoxic oxygen radicals. Nat Med. 2007 Jun;13(6):688-94. Epub 2007 May.Kozisek, F. (n.d.). Health Risks from Drinking Deminiralised Water. Retrieved from: http://www.who.int/water_sanitation_health/dwq/nutrientschap12.pdf

3. WHO. (2011). Lead in Drinking-water - Background document for development of WHO Guidelines for Drinking-water Quality. Retrieved from http://www.who.int/water_sanitation_health/dwq/chemicals/lead.pdf

4. Canfield, R.L., Henderson Jr., C.R. & et al. (2003). Intellectual Impairment in Children with Blood Lead Concentrations below 10 μg per Deciliter. N Engl J Med. 2003 Apr 17; 348(16): 1517–1526. doi: 10.1056/NEJMoa022848\

5. WHO. (2011). Cadmium in Drinking-water - Background document for development of WHO Guidelines for Drinking-water Quality. Retrieved from http://www.who.int/water_sanitation_health/dwq/chemicals/cadmium.pdf

1.6 有機鹽是無中生有

「吃羅馬生菜受大腸桿菌感染50人送院　本港超市即時將相關產品下架……」── Topick 21.11.2018 報道

有機、非基改食品大行其道。無他，因為每個人都想身體健康。不過，事實未必如此。

有機不等於更有營養

大家可記得2011年德國爆發的O104：H4型大腸桿菌疫情嗎？當年的疫情，造成至少53人死亡，當局相信是芽菜、青瓜等蔬菜受到排泄物污染所致。

而近年世界各地也有類似的大腸桿菌疫情大爆發，在美國最近一次則是2018月10月開始的O157:H7型大腸桿菌疫情，至同年12月13日，已有15個州份59人因吃新鮮蔬菜而食物中毒；2018年年中亦曾爆發另一次大腸桿菌疫情，曾造成5人死亡、200人送院治療，部份人更出現腎衰竭。事實上，在美國新鮮蔬菜造成的食物中毒個案是佔總食物中毒個案的四分之一，遠超我們認知高危的海鮮(只有6%個案造成食物中毒)。

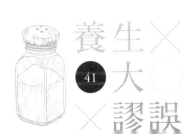

養生大謬誤

在香港，多家超市與食肆也將美國的沙律菜下架，避免有人中毒。感染源頭未必真的是有機種植，但真正有機耕作，農夫會以人糞或豬糞作肥料，當中含大量大腸桿菌，生菜沾染病菌後，即使清洗乾淨也不能保證可安全食用。

事實上，標籤為「有機」的食品並不一定較健康、更有營養，2012年史丹福大學的超大型分析早已有此結論[1]。研究團隊審視超過二百多份當時已有的科學文獻，發現有機蔬果的營養成份跟普通蔬果不相伯仲，只有某幾種有機蔬果的磷（phosphorus）成份較正常「顯著地多」，但由於磷廣泛存在於大自然中，所以除非有特殊基因疾病或饑荒出現，否則全球患磷缺乏症人士是極為罕見的；至於牛奶製品中的脂肪與蛋白質含量，有機與否也同樣無異。此外團隊雖然發現有機食品確實比正常食品少30%殺蟲劑污染，但並非完全沒有殘餘殺蟲劑。

有機鹽只是噱頭

市面上亦曾經出現「無基改鹽」、「有機鹽」，文案宣稱比普通鹽更健康，也為食物的味道多添層次。驟眼一看，似是真正健康之道，然而細心研究後，根本就是無中生有的騙案。

首先要知道，不論哪種鹽，其主要成份均是氯化鈉（Sodium Chloride, NaCl）。這種礦物對人體以至地球上各種生物非常重要，因為當中的鈉可維持血液、體液的平衡、神經傳導調節等等。不過，攝取過多鈉會對健康有一定影響——這句說話足令一般市民恐慌所以市面上因應不同需要就出現了低鈉鹽、加碘鹽、喜馬拉雅山岩鹽等等的調味產品。

「低鈉」、「加碘」其實是沒有甚麼可挑剔的，因為確實有些長期病患者需要特定以及比正常人低的鈉或碘攝取量——要留意魔鬼般的包裝標籤細

節，以免好像健怡杯麵般一樣鈉含量比正常版本多約600毫克的情況出現 [2]。至於正常家庭使用低鈉鹽煮食是否更健康，真的說不準，因為這關乎其他飲食習慣，例如少鹽卻喜歡吃煎炸類食物，這可算是健康嗎？你懂我的意思吧！

不過鹽絕無可能是有機或無基改。

有機食品一般是指在種植、飼養及加工過程中未使用人造化學添加物，如農藥、化學肥料、人工色素等物質的食物。鹽本是天然之物，即使加碘、減鈉也未有人工合成添加物，用上有機標籤實屬無稽之舉。話雖如此，由於全球沒有通用的有機認證標準，認證機構無國際標準可依，引致錯誤認證經常出現。再加上有時有機食品原材料種植時，附近農田如果使用農藥及化肥，也會受污染並於土壤殘留污染物。

而基因本身是生物攜帶遺傳信息的DNA序列，是控制外表或其他特性的基本遺傳單位。無基改即是無基因改造，但鹽是無機合成物，並非生物何來攜帶基因，繼而被改造呢？當然，有人會辯稱：「就是肯定不能基改，所以得到這個標籤認證！」這種歪論可以適用於其他東西，例如：非基改空氣、非基改食水。我想讀者也會理解「非基改」在這種情況下就成為完全無意義的偽科學術語。

由此可見，不論是「有機鹽」還是「無基改鹽」，都是商人敲詐錢財的技倆；用上此類標籤賣鹽（或其他無機產品）不單毫無意義，更是荒唐不堪。但現實是，有機食品在

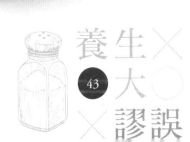

1997-2011年間的銷售額，單在美國已錄近7倍增幅至244億美元[3]。據《華盛頓郵報》報道，美國非基改食品的銷售額也在2013-2015年期間上升七成，可見這些標籤有極佳的宣傳效果，在市面上大賣特賣。

對於非基改食品，2015年曾有美國市場調查發現87%人認為是比基改食品更健康[4]，但例如黃金大米，實際上就比天然大米的胡蘿蔔素含量多23倍[5]，研究團隊把黃金大米推出市面後可改善落後國家孕婦與孩童患維他命A缺乏症的情況。而大眾過去對基改存有大量誤會，當中是教育不足還是被傳媒洗腦，小肥波相信是三七比例；奢求記者有足夠科學認識理解這些背後理論，在香港實在難過登天，畢竟傳媒業界薪金低，又何以吸引到有心之人入行呢？

海鹽岩鹽反而有雜質

岩鹽又有甚麼成份，為何會比海鹽或其他製法的鹽更健康呢？就以喜馬拉雅山岩鹽作例子，其中有95-98%成份為氯化鈉，2-3%為鉀、鈣、鎂、硫等的微量礦物成份[6]，剩餘的是極微量有毒成份如鉛、汞以及放射性元素鈾、鐳、釙等等。海鹽如無被污染的話，理論上是無這些有毒成份；這些金屬雖然是微不足道不會令人中毒，絕對毋須過分憂慮，但長期攝取可致血壓高、心血管疾病和癌症，值不值得花更多錢買這些氯化鈉就要閣下自行考慮了。

現今廣告宣傳已經扭曲了人對選擇食物的觀念：經人工處理的一定有損健康，天然、純淨的一定有益。在鹽這個例子卻不是這回事——經處理過的鹽肯定是氯化鈉，相反天然海鹽、岩鹽反而會有雜質。雖然這些雜質大部份也是身體應用到的微量元素，不過在營養過盛的現代社會，我們根本不需以貴價「天然鹽」來補充礦物質。再簡單點來說，岩鹽、海

鹽等無被處理過的鹽，不可能又「天然」又「無雜質」——這根本是前言不對後語的説法，只是商家胡亂堆砌形容詞哄你買下產品。

香港人崇尚健康生活，喜歡四出尋找令自己變得更健康的食品。商家自然從中看到無限商機，推出各式「天然」、「有機」、「無基改」食材，但這些食品，經常被誇大效用甚至用上無科學根據的概念宣傳，最後錢是花多了，人卻沒有真的健康，何苦？

所以天然、有機不一定是無危險性，反而我們更不應掉以輕心！

健康非富人才可有的專利，只要有規律的作息時間、不暴飲暴食、多做運動，人人都可以身體健康。另外，多參閱科學雜誌，增加科學知識就不會容易被騙了。

參考資料：

1. Smith-Spangler, C., Brandeau, M.L., Hunter, G.E. & et al. (2012). Are Organic Foods Safer or Healthier Than Conventional Alternatives?: A Systematic Review. Ann Intern Med. 2012 Sep 4;157(5):348-66. doi: 10.7326/0003-4819-157-5-201209040-00007

2. 小肥波. (2018). 健怡食品唔健康. 取自：https://thestandnews.com/%E5%81%A5%E5%BA%B7/%E5%81%A5%E6%80%A1%E9%A3%9F%E5%93%81%E5%94%94%E5%81%A5%E5%BA%B7/

3. Brandt, M. (3 September 2012). Little evidence of health benefits from organic foods, study finds. Stanford Medicine News Center. Retrieved from https://med.stanford.edu/news/all-news/2012/09/little-evidence-of-health-benefits-from-organic-foods-study-finds.html

4. Watson, E. (12 August 2015). 87%of consumers globally think non-GMO is 'healthier'. But where's the evidence?. Retrieved from https://www.foodnavigator-usa.com/Article/2015/08/13/87-of-consumers-globally-think-non-GMO-is-healthier

5. Paine, J.A., Shipton, C.A., Chaggar, S. & et al. (2005). Improving the nutritional value of Golden Rice through increased pro-vitamin A content. Nature Biotechnology volume 23, pages 482–487 (2005). doi:10.1038/nbt1082

6. DAMUNE, S.L. (2015). Pink Salt Himalaya. Retrieved from https://www.damune.com/salt-pink-himalaya/

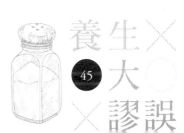

養生大謬誤

1.7 紅肉
不是健康大敵

「食少點紅肉」、「食少點碳水化合物」、「食少點脂肪」……你經常都會聽到這些「似層層」的減肥、健康生活資訊。尤其紅肉,很多報告都指吃太多會容易引致心臟病、癌症等。但我們何以找出哪種單一食物或營養是我們吃太多呢?

我們比起之前確實吃多了肉類——不只是紅肉,還有白肉。而美國人近年少吃了紅肉,更是自1970年代的新低,但癡肥數字仍年年升,引起的心臟病發毫無下跌跡象,又是甚麼一回事?

美國 1910-2016 年各種肉類消耗量

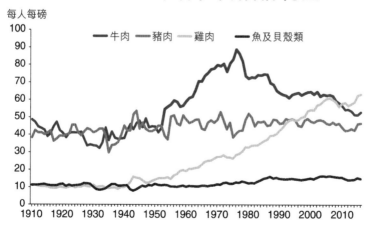

每人每磅

圖例:牛肉、豬肉、雞肉、魚及貝殼類

肉類非肥胖主因

所謂癡肥，最根本的問題，是我們攝取過多卡路里。換言之是我們整體食量增加！不過，人往往要找隻代罪羔羊，紅肉就是其中之一。

很多人喜歡引用 2014 年一份報告[1]，指吃過多的蛋白質會更易因罹患各種疾病如糖尿病、癌症而死，勸喻大家少吃紅肉為妙。加上傳媒炒作，民眾就會突然恐慌起上來。

然而，當我們只看這份報告中 50-65 歲的參與者，他們攝取高蛋白質時無傾向容易因以上疾病而死；如果再看 65 歲以上的人士，高蛋白質的餐單令他們減少患病，我們又是否建議他們多吃肉類？

學者早在報告中提醒，不應從研究結果斷章取義，所謂「高蛋白」只是每天卡路里建議攝取量的 20% 以上，但美國農業部的指引，建議每日攝取的卡路里，應有 10-35% 來自蛋白質，20% 絕對算不上是高。

而用上同一健康與營養調查數據[2]的 2013 年研究[3]就指，吃紅肉與病死一點關係也沒有。該報告對比吃最多肉和最少肉的人，發現前者病死的機會高出 29%，要注意這些死亡率通常由加工肉類造成，如煙肉、腸仔等。

更重要的是，我們忽略了「太多」這一點。有人一日食幾十兩肉，有人一星期才食幾十兩，你說誰會更易癡肥？不用說，大家也估到，如果你是這些「食肉獸」，那你真的要減吃了。再說，吃太多也會增加消化系統的負荷。

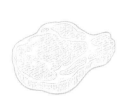

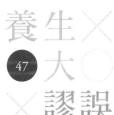

47

養生 ×○ 大 × 謬誤

2014年一個由減肥公司贊助的研究[4]，對比三種不同減肥方法（低脂、低碳水化合物與均衡節食）。經過半年時間，三種方法均可瘦身，證明條條大路通羅馬，沒有單一種食品就能致肥致病，保持健康飲食習慣，並持之以恆才更為重要。

所以，紅肉根本不是我們的敵人，講大話與cherry picking的人才是。雖然，雞肉、魚肉此類白肉整體來說比紅肉有較少飽和脂肪，這種在坊間被稱為壞的脂肪，確實令血液更易凝結，引致血管硬化，但紅肉只要適量進食，當中所含的豐富蛋白質、維他命B、鐵（Iron）和鋅（Zinc），對新陳代謝和免疫系統都十分重要。

素肉興起　營養成份相若

話雖如此，近年也有多個研究指少吃肉不單健康又環保。例如2018年刊於《科學》的研究[5]發現，如果人類不再食用肉類與奶製品，其糧食需求仍得以滿足，因為肉類與奶製品只為人類提供18%卡路里與37%蛋白質；同時這種飲食轉變將可減少全球超過75%農地，相當於中、美、歐盟與澳洲相加的土地面積，並減少排放六成溫室氣體。同年另一份以色列研究亦指現時陸上哺乳類有86%都是人類與其飼養的牲畜，對氣候變化造成極大影響[6]。

當然，要立即不吃肉對
食肉獸難過登天，
但現時已有多
種素肉，例如

Impossible Food、Beyond Meat 等都以豆類、薯仔等植物，做出非常像真牛肉的味道與口感，而且營養成份不下於真肉，對地球對自己都有好處何樂而不為呢？

如果真的怕致癌，不如盡量減少燒烤或者高溫烹調肉類，以蒸煮或快炒方式將肉類煮熟，那就可以減少患上癌症風險！

參考資料：

1. Levine, M.E., Suarez, J.A., Brandhorst, S., Balasubramanian, P. & et al. (2014). Low protein intake is associated with a major reduction in IGF-1, cancer, and overall mortality in the 65 and younger but not older population. Cell Metab. 2014 Mar 4;19(3):407-17. doi: 10.1016/j.cmet.2014.02.006

2. CDC. (7 January 2019). National Health and Nutrition Examination Survey. Retrieved from https://www.cdc.gov/nchs/nhanes/index.htm

3. Larsson, S.C. & Orsini, N. (2013). Red Meat and Processed Meat Consumption and All-Cause Mortality: A Meta-Analysis. American Journal of Epidemiology 179(3):282-289. doi: 10.1093/aje/kwt261

4. Johnston, B.C., Kanters, S., Bandayrel, K., Wu, P. & et al. (2014). Comparison of Weight Loss Among Named Diet Programs in Overweight and Obese Adults. JAMA. 2014;312(9):923-933. doi:10.1001/jama.2014.10397

5. Poore, J. & Nemecek, T. (2018). Reducing food's environmental impacts through producers and consumers. Science 01 Jun 2018: Vol. 360, Issue 6392, pp. 987-992. DOI: 10.1126/science.aaq0216

6. Shepon, A., Eshel, G. & Milo, R. (2018). The opportunity cost of animal based diets exceeds all food losses. PNAS March 26, 2018. 201713820. doi: 10.1073/pnas.1713820115

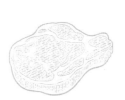

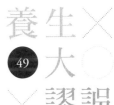

養生大謬誤

雞蛋測出雌激素
毋須過度恐慌

2018年4月尾，香港生物科技公司「水中銀」測試市面21款雞蛋發現11款雞蛋樣本含類雌激素，指長期食用會產生健康問題如分泌失調、誘發癌症等。

其中一篇刊於TopicPick的報道是如此寫：

「水中銀首席執行官杜偉樑指，是次發現準確探測出雞蛋中含有一定量的雌激素，可透過農藥、獸藥、抗生素、激素、塑化劑、有機持續污染物等雌激素攝入，擾亂人體內分泌。

不合格的11個雞蛋樣本的類雌激素含量至少達240納克。根據世界衛生組織的指引，每日雌激素攝取量不可以超過每公斤50納克，

『以重約10公斤的小童為例，每日進食2隻雞蛋就已經超標；對於70公斤的大人則每日進食14隻雞蛋才會超標。』」

研究方法令人生疑

報道後，另一香港科普博客科豆已對這個研究提出三大質疑：為何沒有公佈有問題的蛋；抽取樣本量、批次到底是怎樣、沒有問題的雞蛋類雌

激素含量又是多少。我反而想討論研究本身所用的方法、世衛標準與致癌物定義，以及環境污染對食物的影響。

首先，研究所用的斑馬魚（Zebrafish）隨著基因組已完全排序，許多組織和器官都與人類或其他高等哺乳動物類似，再加上飼養容易（也方便大量儲存）、繁殖力強，以及能因應不同研究需要容易改變其基因等，成為比老鼠更為優先考慮的脊椎動物研究物種，並常用於藥物測試或環境污染物等的測試。

不過，斑馬魚也有其研究限制，例如牠們與人類基因組相似度只有約70%[1]，一些如乳腺、肺部等只有哺乳類動物有的組織，是無法用斑馬魚作病變研究；另一方面，正如用老鼠的研究一樣，斑馬魚研究得出結果只能作為理論性參考，並不等於相關結果就一定會在人類出現，所以這次研究有否值得參考，的確需要有詳盡數據才可再繼續討論，而後來水中銀回應我的問題時亦不願透露數據，又稱可能需要承擔法律責任：

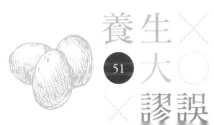

「每項公佈的數據我們也需要面對法律後果，所以更需要小心翼翼，希望你們在此階段能諒解並明白⋯⋯我們並沒有刻意對公眾公佈這些資訊，是因為考慮到技術數據對大部分讀者均是難理解的。」

那為何又要衝出來開記者會，又戴頭盔話雞蛋有問題？除了增加曝光率找潛在投資者，我想不到其他原因——是的，科學家都是人也要賺錢養家，這是相當正常之事，只是販賣恐懼這種行為我不敢苟同。

養生×大○謬誤

51

世衛標準與致癌物定義

其次，我們需要了解世衛的類雌激素攝取量標準如何得出來。水中銀所指的每日每公斤50納克攝取量標準[2]，是根據數個更年期後停經女士的幾種激素依賴性參數變化而在2000年訂下，當時是針對雌二醇(Estradiol, E2)* 這種由卵巢分泌的主要雌激素而作出建議。問題是，到底水中銀是分析類雌激素，還是E2呢？多份報章的報道都無明確指出、水中銀回應時亦無交代，因此無從稽考。而且在停經女士得出的結論又應否套用於所有人身上呢？問題非常值得商榷。據2017年一份審視報告[3]，現在多數數據都只著眼於E2，雌酮(E1)等其他雌激素都未有太多研究，得出所謂建議攝取量，大眾不應也不需過份憂慮雞蛋安全。

更重要的是世衛現有的各個致癌物分類，到今時今日也有很多人弄不清楚——世衛的寫法也確實比較難理解(香腸、香煙、砒霜都屬第一類致癌物，令人誤會有同等健康風險)，但香港媒體喜歡將 category 譯作級別，更影響大眾理解，其實該些致癌物類別是這樣：

· 第1類致癌物：有足夠證據證明對人有致癌性，或者在動物實驗中有很強的證據有致癌的可能性，而人體亦有類似機制可能引致癌症；

· 第2A類可能致癌物：未有足夠證據指有人類致癌性，但在動物身上有相當證據證明之；

· 第2B類有機會致癌物：未有足夠證據指對人類致癌性，在動物身上都只有少量證據證明有致癌的可能性；

---

* 註：女性的天然雌激素有雌酮 (estrone, E1)、雌二醇 (estradiol, E2)、雌三醇 (estriol, E3)。還有另外一個雌激素 estetrol (E4)，只有在懷孕的時候才會製造。

- 第3類未能確認為致癌物：不論在人類或者動物身上都未有足夠證據證明有致癌性；
- 第4類可能為非致癌物：很可能不會致癌。

說回本文主角雌激素，根據世衛分類可有不同類別[4]。在2012年開始，用作治療的雌激素便被評為屬於第一類致癌物，但另一邊廂自1987年起，天然分泌的雌激素卻被評為「未能確認為致癌物」的第3類。正如上述，沒有報告真的難以評論。部份荷爾蒙療程雖增加60歲以上人士患乳癌、心臟病等疾病的風險，但同時被發現可減低大腸癌與骨折問題[5]，顯然自身的健康風險仍需專業人士評估。

水中銀自己也指雞蛋有雌激素有機會由環境因素造成，再加上2017年有歐洲蛋受殺蟲劑芬普尼（Fipronil）污染事件，我們更應著眼於食物生產的上游有否出現污染問題，而不是只追究、檢測雞蛋是否含有相關「有害」物質——我並非指最後把關並不重要，而是在源頭控制問題往往來得較為容易。尤其，現時空氣、食水污染嚴重，PM2.5縣浮粒子肯定是致癌，受污染食水亦會含類雌激素成份，那是否代表我們不呼吸、不喝水這種以「斬腳趾避沙蟲」的方式去生活呢？

以焓或水煮方式煮蛋

另外，有人擔心蛋黃有很多膽固醇而避免食用，想在此強調現時並無一個國際標準建議每人每天可吃蛋的數量，而一個蛋黃約有1,085毫克膽固醇[6]，雖是以前的美國膳食建議每日最多300毫克的3倍多，但2015年當局已將建議剔除，並指現時無足夠證據證明膽固醇與患心臟病有直接關係。香港衛生防護中心又提醒各位，這不代表可無節制地食蛋。一直都說，均衡飲食就好，不要因為廣告、名人吹捧某些食品有神奇成份很健康而吃過量。

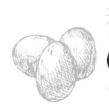

養生大謬誤

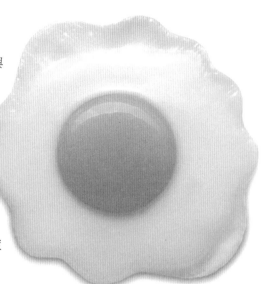

想吃蛋吃得健康點，就不要加油與鹽，以焓或水煮的方式煮蛋，因為下油炒蛋可能會令其脂肪成份急增50%[7]！各位朋友亦應避免吃生蛋（雖然我也很喜歡），因為蛋殼可含大量沙門氏菌或其他真菌，會引致食物中毒，出現嘔吐、腹瀉及腹痛，或有發燒，嚴重者更可能患上敗血症等的嚴重併發症。

參考資料：

1. Howe, K., Clark, M.D., Torroja, C.F. & et al. (2013). The zebrafish reference genome sequence and its relationship to the human genome. Nature 2013 Apr 25; 496(7446): 498–503. doi: 10.1038/nature12111

2. WHO. (2000). Evaluations of the JECFA - ESTRADIOL-17BETA. Retrieved from http://apps.who.int/food-additives-contaminants-jecfa-database/chemical.aspx?chemID=1835

3. Adeel, M., Song, X.M., Wang, Y.Y. & et al. (2017). Environmental impact of estrogens on human, animal and plant life: A critical review. Environment International Volume 99, February 2017, Pages 107-119. doi: 10.1016/j.envint.2016.12.010

4. IARC. (n.d.). Agents Classified by the IARC Monographs, Volumes 1–121. Retrieved from http://monographs.iarc.fr/ENG/Classification/ClassificationsAlphaOrder.pdf

5. Writing Group for the Women's Health Initiative Investigators. (2002). Risks and Benefits of Estrogen Plus Progestin in Healthy Postmenopausal Women: Principal Results From the Women's Health Initiative Randomized Controlled Trial. JAMA 2002;288(3):321–333. doi:10.1001/jama.288.3.321

6. USDA. (n.d.). USDA Food Composition Databases. Retrieved from https://ndb.nal.usda.gov/ndb/search/list

7. NHS. (16 Jan 2018). The healthy way to eat eggs. Retrieved from https://www.nhs.uk/live-well/eat-well/eggs-nutrition/

1.9

母乳最好？
奶粉有害？

「有授乳媽媽不滿本港哺乳輔助設施不足冀政府立法規管，她們投訴部分大型商場只有一間育嬰室，遠遠不足。」——香港 01 5.6.2016 報道

近年越來越多母親餵哺母乳，除了因為被認為更健康，又可以增加母子親密度。這是無可厚非的，畢竟在職媽媽只能放工才可見到自己的孩子。然而，在香港餵哺母乳，除了不時受人側目，亦面對輔助哺乳設施不足的困難。

有些母親不知是否為世所逼，結果化身「母乳塔利班」妖魔化奶粉，指奶粉有害云云，認為唯有母乳好。這種觀念究竟是對與錯呢？

應以嬰兒不脫水為前提

根據聯合國兒童基金會 (UNICEF)的全球指引，確實要求母親最少餵哺六個月母乳。不少英美醫院為了得到UNICEF的認可，都會嚴格執行指引。除非有特殊健康問題，否則剛出生的嬰孩都只允許吃母乳，即使母親在生產後數日乳汁分泌不足之下，嬰孩亦不會獲任何配方奶粉。

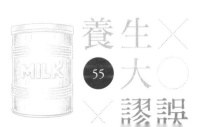

養生大謬誤

但原來執行這個指引會令嬰孩容易脫水，嚴重者更會演變成黃疸病（jaundice），而這兩種狀況在醫學上均需要配方奶粉補救。不過，有很多醫院都因為指引而不再儲存奶粉。2013年已有研究[1]指，如遇到母親乳汁分泌不足，可使用配方奶粉餵哺初生嬰，待乳汁分泌足夠時才轉回母乳，這樣亦會增加長期母乳餵哺的成功率。

在香港，衞生署家庭健康服務亦會每兩年抽樣調查餵哺母乳率，根據最新數字，近6年的初生嬰餵哺母乳率都在85%以上，六個月大的嬰孩在2016年已跌至47%，但已高於2012年的32.7%；而十二個月大的嬰孩則只有28.2%吃母乳，同樣比2012年的14.2%高。至於以全母乳餵哺的香港母親，在嬰孩六個月大時佔 27.9%。

從以上數字可見，餵母乳的母親仍佔少數，當然這是個很複雜的問題，例如職場以及公眾地方有否足夠餵哺設施——這對增加母乳餵哺率也有所幫助。更關鍵的是母親可能根本無法分泌足夠乳汁餵飽嬰孩，這些母親就應該以奶粉輔助。

母乳蛋白更易消化

母乳好處是無容置疑，其蛋白更易消化、讓孩子有足夠營養以至抗體，減低未來患慢性疾病的機會，增強其認知能力發展。同時對母親而言，也有幫助子宮收縮、減少乳癌、重性憂鬱障礙及骨質疏鬆症風險，增進母子關係等好處[2]。然而，不計小病吃藥、體內有重金屬、污染物等病理性問題不能餵母乳，事實是家家有本難唸的經，就算想以母乳餵哺也有心無力，很多母親都因為生活逼人，又或配套不足，而無法為嬰孩提供母乳。

奶粉非致敏唯一因素

有媽媽就認為，使用奶粉會完全改變嬰孩腸道微生物群的組成，會對嬰孩有壞影響。杜克大學甚至曾形容只有母乳才可令嬰孩的腸胃形成健康的益生菌膜。不過，2012年《人體微生物群計劃 (Human Microbiome Project, HMP)》的報告[3][4] 已指，人體有超過一萬種微生物品種，但身體裡有哪種微生物存在並不重要，皆因它們可以互相取代，達至平衡；微生物的新陳代謝，才對身體健康，起重要的作用。

而嬰孩仍在母體時，其腸胃接近無微生物進駐，到誕生到這個世界，嬰孩才開始每天不斷發展其體內的微生物群落 (microbiome)。科學家只了解當中的皮毛，到底微生物如何與人體互動、影響健康仍需更多研究。值得留意的是，這些「改變」本質上沒有好與壞的分別，純粹是與之前不同而已；在日常生活中，尤其健康上，有更高的多樣性往往是一件好事。

再者，嬰兒的飲食並非唯一影響腸道健康的因素。2016年一份美國報告就指[5]，自然生產與開刀生產的六周大嬰兒，其腸道微生物群落已有所不同，其中被視為益生菌的雙歧桿菌屬 (Bifidobacterium)，在前者腸胃的數量高約6%。2014年一份有關早產嬰微生物進駐腸道的研究[6] 更顯示，宿主（即嬰兒本身）的生理對微生物進駐的速度更為重要。雖然兩份報告的樣本數目較少，但所得數據仍非常值得參考。

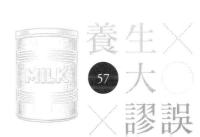

養生大謬誤

有媽媽擔心飲奶粉會導致敏感而放棄之。要明白敏感或來自其他致敏原，例如空氣質素、塵蟎等——母乳本身也有機會造成敏感情況。最為妥當的做法當然是尋求醫生意見，了解是甚麼物質因引致嬰孩敏感。之前的研究亦顯示，人類敏感基因來自尼安德特人，故此一刀切說奶粉是萬惡之物未免過於武斷。

奶粉自1865年發明以來已令無數嬰孩得以溫飽，大幅減少嬰孩早死[7]，但世衛現時全球45%兒童早死與營養不良有關，顯然這個糧食問題仍有待解決。

母乳餵哺是非常個人的決定，是否要餵母乳，各個母親都有自己的想法和感受，最終都要靠自己情況判別應否餵母乳。我未有幸做人父親，但改善在職母親的待遇與支援，增加哺嬰室等的設施，讓更多嬰孩享受母乳的好處，對所有人都是百利而無一害。

不只飲奶可以吸收鈣

既然講得奶粉與人奶，不如順道說說牛奶。牛奶（或奶這回事）在很多人眼中，是鈣的同義詞，也跟健康骨骼有直接關係。

奶類製品公司自然會說，奶是萬能的，小朋友喝可快高長大，因為「只吃其他食物得不到足夠營養」；大朋友喝就能夠補充鈣質，預防骨質疏鬆。

我們接收這些宣傳訊息時，不假思索就信了，跟相信「反佔中」大聯盟190幾萬個簽名都是真的沒兩樣。

2014年發表的瑞典報告[8]發現每天喝超過三杯或680毫升牛奶的女性，骨折竟比每日平均喝少過一杯奶的高50%，死亡率更是正常的兩倍；而在男性身上亦有類似的趨向，但並不如女性一樣明顯。

其實，由八十年代至今，有大大小小的報告都指，喝牛奶對鞏固骨骼、預防骨質疏鬆 (osteoporosis) 未必有幫助[9][10]，甚至有指牛奶與多種癌症有關。是次報告指有可能是牛奶中的乳糖 (Lactose) 和半乳糖 (Galactose) 作崇，令人更易骨折。而據一些文獻，這些糖份會令動物發炎與氧化失衡 (oxidative stress)，損害健康。

不過，該研究又發現，乳酪等經過發酵的奶製品，如果多吃，卻確實減低骨折機會。研究團隊強調報告結果不應被視為牛奶有害的證明，尚有其他潛在因素，如體重、酒精攝取量等都可能影響骨折機率。

骨的主要成份除了鈣，還有磷 (phosphorus)、鎂 (magnesium) 以及蛋白質。鈣與磷為骨骼提供硬度，蛋白質則提供韌度。隨著年紀愈大，骨蛋白質含量就會降低，骨的硬度會不斷上升，就如百力滋一樣，反而更脆更易骨折。

更重要的是，鈣、磷、鎂三種礦物質會互相影響吸收。只要其中一種含量過多，另一種就必須從骨質分解作平衡。而且鈣過多，神經會過度興奮，容易四肢抽搐。

所以，只補鈣真的就有健康骨骼嗎？絕對不是。

香港人愈趨高油、高鹽、高脂肪的西式飲食，除了會影響血壓和心臟，也會阻礙多種維他命、礦物質的吸收。而維他命 A, C, D, K 如果攝取不足，會影響骨骼硬度，阻礙身體製造蛋白質等有機物的能力；香港人近幾年喜歡喝咖啡，每每一日喝幾杯，咖啡因會令人上癮，也會加速鈣的流失。所以就算你飲幾多奶補鈣，也徒勞無功。

人類在幼兒斷奶後，體內製造乳糖酶的能力會激降九成，牛奶變得難以消化，即所謂的乳糖不耐症 (Lactose Intolerance)。當然，症狀因人而

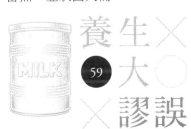

養生大謬誤

異，但一般而言，約90%華人本身是乳糖消化不良，如果飲太多確會腹瀉以及出現皮膚敏感症狀。

如果想吸收更多鈣，又怕牛奶有害，其實可以豆製品、魚類等代替之，甚至是曬太陽攝取維他命D幫助鈣吸收。總括而言，世上沒單一種食物有齊人體所需的營養，想骨骼健康，跟想身體健康如出一轍，要有均衡飲食與運動。

單喝牛奶你不怕悶嗎？

參考資料：

1. Flaherman, V.J., Aby, J., Burgos, A.E. & et al. (2013). Effect of Early Limited Formula on Duration and Exclusivity of Breastfeeding in At-Risk Infants: An RCT. Pediatrics 131(6): 1059–1065. doi: 10.1542/peds.2012-2809

2. Work Group on Breastfeeding. (1997). Breastfeeding and the Use of Human Milk. Pediatrics 100(6) 1 December1997. Doi: 10.1542/peds.100.6.1035

3. Mead, M.N. (2008). Contaminants in Human Milk: Weighing the Risks against the Benefits of Breastfeeding. Environ Health Perspect. 2008 Oct; 116(10): A426–A434

4. Human Microbiome Project Consortium. (2012). Structure, function and diversity of the healthy human microbiome. Nature 2012 Jun 13;486(7402):207-14. doi: 10.1038/nature11234

5. Madan, J.C., Hoen, A.N., Lundgren, S.N. & et al. (2016). Association of Cesarean Delivery and Formula Supplementation With the Intestinal Microbiome of 6-Week-Old Infants. JAMA Pediatr 2016;170(3):212-219. doi:10.1001/jamapediatrics.2015.3732

6. Groer, M.W., Luciano, A.A., Dishaw, L.J. & et al. (2014). Development of the preterm infant gut microbiome: a research priority. Microbiome. 2014; 2: 38. Published online 2014 Oct 13. doi: 10.1186/2049-2618-2-38

7. Stevens, E.E., Patrick, T.E. & Pickler, R. (2009). A History of Infant Feeding. J Perinat Educ. 2009 Spring; 18(2): 32–39. doi: 10.1624/105812409X426314

8. Michaëlsson, K., Wolk, A., Langenskiöld, S. & et al. (2014). Milk intake and risk of mortality and fractures in women and men: cohort studies. BMJ 2014; 349 (Published 28 October 2014). doi: http://dx.doi.org/10.1136/bmj.g6015

9. Weinsier, R.L., Krumdieck, C.L. (2000). Dairy foods and bone health: examination of the evidence. Am J Clin Nutr 2000;72:681–9.

10. Feskanich, D., Willett, W.C., Stampfer, M.J. and Colditz, G.A. (1997). Milk, dietary calcium, and bone fractures in women: a 12-year prospective study. Am J Public Health.1997 June; 87(6): 992–997.

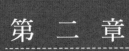

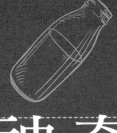

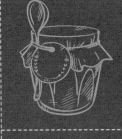

第 二 章

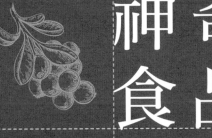

奇品神食

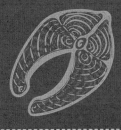

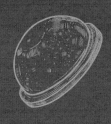

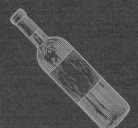

都市神話

2.1

飲蘋果醋減不到肥
隨時會爛牙

近年，過氣大導嚴浩被傳媒打造成「養生達人」，無間斷地發表似是疑非的養生秘訣或偏方，很多也違反科學常理或毫無根據，蘋果醋正是其中之一：

「利用蘋果醋作為每天保健、減肥可以這樣做：兩茶匙蘋果醋和一茶匙生蜂蜜（raw honey），加進一杯暖開水裏。」

—取自2018年1月 24日刊於《晴報》嚴浩專欄

飲蘋果醋保健/ 減肥，究竟有無實效？就算內有有益成份，是否個個人都適合日日飲？

日日呷醋 減肥及降膽固醇？

蘋果醋可治病或減肥並非嚴大導第一個提出，他也只是拾人牙慧。有書籍曾指[1]，蘋果醋的效用，早已於公元前400年由古希臘醫學之父希波克拉底（Hippocrates）提出，到1970年代，才正式進入大眾視線範圍。

現時網上有大量文章、養生書籍，教大家每早起身空肚，又或餐前飲用一小杯蘋果醋，即可達到減肥養生之效。

這些文章大部份均引用 2009 年一篇日本研究[2]，顯示飲用兩種不同濃度含乙酸（Acetic acid，即食醋的主要成份，非蘋果醋獨有）飲品的人士，均在 12 星期研究後減去 2-4 磅體重。2004 年一份小型研究[3]亦曾指，蘋果醋中的乙酸可抑制消化澱粉質的酵素活動，從而改善二型糖尿病患者的餐後胰島素敏感度達 19%。

不過，該日本研究未有交代參與實驗人士的飲食、運動習慣，而 2-4 磅本屬正常人體重波動，未必一定與飲醋有關；而上段提及蘋果醋可抑制消化澱粉質酵素的研究，參與人數僅為 20 位，測試時間亦只有一個星期，如因為這兩項研究將蘋果醋定位為健康養生產品，未免太過兒戲。

而英國國家廣播公司（BBC）曾在 2016 年與阿斯頓大學生命與健康科學學院高級講師 James Brown 進行小型研究[4]，將 30 位健康自願者分成 3 組，第一組每日兩次飲用以 200 毫升水稀釋的兩茶匙蘋果醋，另一組則飲用同樣分量的飲品，只是醋換成了麥芽醋，最後十人則為控制組飲用有相似顏色的水。

兩個月後，研究團隊為自願者進行體檢，發現全部人並無減重，亦無發現到有可觀察的抗炎反應。不過，飲用蘋果醋的一組，平均減少了 13% 整體膽固醇水平。不單如此，其中一種脂肪成份三酸甘油酯（triglyceride）同樣下降，但節目則未有交代下降實際數字。

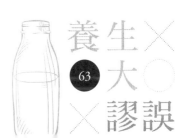

養生大謬誤

當時 Brown 指，這種膽固醇減少幅度可能有效減低患心臟病風險，但必須有更多更仔細的研究有一樣發現才可判定蘋果醋有如斯效用。

我們更要記住，乙酸廣泛存在於其他食用醋，並非蘋果醋獨有，以「養生達人」邏輯，飲用白醋米醋也可減肥醫病。

稀釋飲用是關鍵

但要留意的是，乙酸雖是弱酸，但具有腐蝕性，乙酸蒸氣本身更對眼和鼻有刺激性作用，而蘋果醋長期不經稀釋飲用，亦會侵蝕牙齒、口腔與食道！ 2012 年就有一個摩洛哥案例指一名 15 歲女孩長期飲用蘋果醋減肥，導致牙齒嚴重侵蝕[5]。上幾段所說的 2004 年研究就以 1 份醋溝 2 份水作分析，遠比其他營養師建議以 1:10 稀釋的分量比例高得多。

此前，曾有案例[6]顯示一個 28 歲女人，連續六年來每日攝取 250 毫升蘋果醋（除了稀釋飲用外，亦會加進沙律作為醬汁）後，因為礦物質從骨流失至血管以中和體內酸鹼值，而出現低鉀與骨質疏鬆情況。這案例突顯出蘋果醋即使對健康有幫助，也有其潛在害處。

醋＋去水丸可令鉀含量過低

特別要強調，蘋果醋亦可能會影響藥物藥效，甚至影響身體健康。例如糖尿病患者服用的胰島素、治療心房顫動以及心臟衰竭的藥物地高辛（Digoxin）以及一些利尿藥物，這些藥物本來就會降低體內鉀含量，而蘋果醋則有機會進一步令身體排出鉀，造成高血壓、易累，亦減低肌肉運作能力等等。

其實，我們對一些無專業資格的所謂「養生達人」介紹的「超級食物」，不應掉以輕心。如果該些食品／產品被證明有害，這些達人又不用負

上責任，他們可能説句「我都是開心share」就可脱罪，於是他們自然説得輕鬆，難為一些信眾信到十足，將之廣傳；或以「有病醫病，無病強身」的態度待之，長期胡亂以身試「食」。

當然，如果你吃超級食物可令自我感覺更良好，我不會阻止，因為某一些真的有有益成份，但只因「超級食物」當中某些有益成份而長期日日食用，就切記有自知之明，而且勿過量食用，隔數天才1：10 稀釋飲一杯好了！

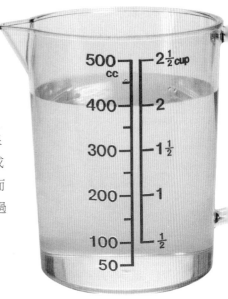

參考資料：

1. Ulbricht, C.E. (2010). Natural Standard Herb & Supplement Guide: An Evidence-Based Reference: Apple Cider Vinegar. USA: Elsevier.

2. Kondo, T., Kishi, M., Fushimi, T. & et al. (2009). Vinegar intake reduces body weight, body fat mass, and serum triglyceride levels in obese Japanese subjects. Biosci Biotechnol Biochem. 2009 Aug;73(8):1837-43. Epub 2009 Aug 7. DOI: 10.1271/bbb.90231

3. Johnston, C.S., Kim, C.M. & Buller, A.J. (2004). Vinegar Improves Insulin Sensitivity to a High-Carbohydrate Meal in Subjects With Insulin Resistance or Type 2 Diabetes. Diabetes Care 2004 Jan; 27(1): 281-282. doi: 10.2337/diacare.27.1.281

4. BBC. (1 September 2016). Are the health claims about apple cider vinegar true?. Retrieved from https://www.bbc.com/news/magazine-37229792

5. Gambon, D.L., Brand, H.S. & Veerman, E.C. (2012). Unhealthy weight loss. Erosion by apple cider vinegar. Ned Tijdschr Tandheelkd. 2012 Dec;119(12):589-91

6. Lhotta, K., Höfle, G. & et al. (1998). Hypokalemia, Hyperreninemia and Osteoporosis in a Patient Ingesting Large Amounts of Cider Vinegar. Nephron 1998;80:242–243. doi: 10.1159/000045180

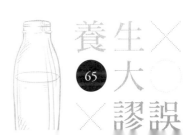

養生大謬誤

2.2

麥蘆卡蜂蜜
抗敏醫鼻炎？

老媽喜歡看報試「偏方」治病。家中白老鼠有兩隻，剛好小肥波小時候
曾經出現不同程度的鼻敏感，蜂蜜就成為當年常用的「藥物」之一，在
我家的藥用歷史相當久遠。

當中，麥蘆卡蜂蜜 (Manuka Honey) 更被奉為超級食品，坊間紛傳其
獨特藥效，不單抗菌、抗衰老，連過敏、鼻炎甚至癌都可以治好！

然而2018年7月，消委會調查發現，市面售賣的蜂蜜部
份含致癌物與抗生素，亦有多種含外來糖份，以及新鮮
度未如理想，令這種天然食品的健康光環蒙上陰影，一
時間很多家長都不敢再餵小朋友吃蜂蜜治鼻炎、鼻敏
感，怕影響他們的健康。

麥蘆卡蜂蜜的殺菌神效

而自古以來，蜂蜜不單只是種食物，亦有其醫學用途。從西班牙華倫
西亞的壁畫上，可知人類最早於8000年前已有採集蜂蜜的習慣[1]。古
希臘人、中國人也相信蜂蜜可入藥殺菌、治理腸道不適、皮膚傷口或
燙傷[2]等。

時至今日，坊間更多口耳相傳的蜂蜜好處，全球對天然蜂蜜的需求亦不斷增加。根據國際糧農組織的數據，2016年全球產出178.6萬公噸蜂蜜，比2000年上升52.9萬公噸。當中，中國是全球最大產蜂蜜國家，產出約49.1萬公噸，遠遠拋離第二大產的土耳其足有38.4萬公噸！

近年賣得最火熱，要算是來自紐西蘭的麥蘆卡蜂蜜。這種蜜糖由蜜蜂採集當地特有的薄子木屬植物 (Leptospermum) 麥蘆卡茶花樹 (L. scoparium) 花粉而成，散發著獨特氣味，商家更聲稱這種蜂蜜有特殊藥效，不單抗菌、加快傷口癒合，降膽固醇、抗衰老，更聲言過敏、鼻炎、喉痛甚至癌都可以治好，這樣神奇的超級食品是否真的「有病醫病，無病強身」呢？

麥蘆卡蜂蜜的聲名，多得紐西蘭懷卡托大學生物化學家 Peter Molan 上世紀80年代的研究。過去，學界都認同所有蜂蜜皆有抑制細菌的功效，主因其低酸鹼值 (pH)、高糖份、吸濕性，加上蜜蜂在蜂蜜中遺下的葡萄糖氧化酵素 (glucose oxidase)，也會製造殺菌的過氧化氫 (hydrogen peroxide, 俗稱雙氧水)。不過，當年 Molan 的團隊發現，當移除過氧化氫後，所有測試的蜂蜜樣本，只有麥蘆卡蜂蜜仍可殺死細菌，顯示麥蘆卡蜂蜜有獨特成份助其殺菌[3]。

自此，不同團隊都對麥蘆卡蜂蜜進行深入研究，發現該蜂蜜可抑制金黃色葡萄球菌、幽門螺桿菌等約60種細菌活動，減少傷口癒合所需時間，並可助傷口清除已死組織、外來細胞，減低傷口異味，更神奇的是此蜂

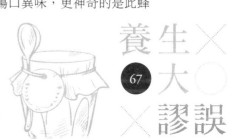

蜜可抑制抗藥性惡菌如鏈球菌感染傷口[4]，亦可殺死較頑固細菌膜中的細菌，而暫未發現有細菌對蜂蜜出現抗藥性。

最重要的是在2008年，德國德累斯頓工業大學的Thomas Henle 團隊成功找出麥蘆卡蜂蜜主要抗菌成份甲基乙二酸 (Methylglyoxal, MGO)[5]。

藥用、食用級別大不同

Peter Molan 在發現麥蘆卡蜂蜜的抗菌特性後，就註冊了麥蘆卡獨特因子®（簡稱「獨麥素」，UMF Unique Manuka Factor），以標示該產品能在無過氧化氫下殺死細菌的能力；而德國團隊發現MGO 後便有商家註冊了MGO 標示自己產品的MGO 濃度。坊間也有更多不同標籤證明自己的麥蘆卡蜂蜜產品殺菌力，總之包裝上的UMF、MGO或其他標籤的數字越大代表殺菌力更強，價錢當然也賣得更貴。

紐西蘭初級產業部對各式標籤的出現表示相當「頭痕」，結果推出了強制標籤守則，要求當地出產、聲稱為「麥蘆卡蜂蜜」的產品必須接受經認證實驗室化驗，且需讓當局追溯蜂蜜源頭。但市面上的麥蘆卡蜂蜜產品仍是五花八門，澳洲也想在這個新興市場分杯羹，因為當地有80種薄子木屬植物，紐西蘭則只有一種，前者可以製造更多麥蘆卡蜂蜜產品賺大錢。結果澳洲與紐西蘭兩國近年對簿公堂，爭論究竟哪方才可使用「麥蘆卡」這個名號生產蜂蜜。

值得留意的是，所有研究都清一色強調，只有藥用級別蜂蜜才可用以治理傷口，因為平常在坊間買到的蜂蜜都摻有雜質，這亦呼應了消委會測試發現多種蜂蜜品牌產品都並非「純蜂蜜」。所謂藥用級別就是純度極高的蜂蜜，在市面上不輕易被買到。

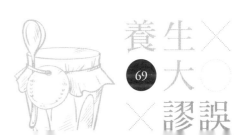

所以各位請勿切傷燙傷就隨手在廚房拿起蜜糖塗搽，有機會延誤治療啊！再加上，這些研究也曾指，隨季節、產地、薄子木屬植物的不同，各種麥蘆卡蜂蜜抗菌能力差異，可高達100倍[6]。換言之，你花了近千元購入的麥蘆卡蜂蜜，不一定有藥用級別的抗菌能力，而即使有抗菌力，也不一定比普通蜂蜜高。

而且 Netflix 紀錄片 Rotten 中其中一集 Lawyers, Guns & Honey 更指，近年歐美蜜蜂因氣候變化、農藥影響下大量死亡，很多蜜糖產品的原材料實際是來自中國，這些低價「蜂蜜」輾轉被運到不同地方(主要是東南亞)後，才混合原產地蜂蜜轉為高價貨出售，讓各品牌可在越來越少蜜蜂可養之下繼續生存，其產品甚至越賣越多。

抗菌成份 無法於消化道生存

即使你找到「純蜂蜜」塗搽醫治外傷，那吃下肚真的能醫治體內炎症嗎？

對不起，這是不可能！對於如鏈球菌性咽炎 (strep throat)、牙齦病 (gingivitis) 炎症，這些不用經食道消化的蜜糖塗抹治理，可能有輕微效用，但想以吃的方式獲得殺菌神效，其實絕不可能，因為MGO等抗菌成份無法於消化道生存。

更重要是，MGO可於其他植物、動物甚至在煮食過程中產生[7]，而當 MGO 與體內自由胺基酸結合，會形成其中一種糖毒素糖化終產物 (Advanced Glycation End-product, AGEs)，AGEs 積聚過多會造成DNA損毀；MGO 本身也可直接黏在人類神經末梢，增加糖尿病神經病變

養生大謬誤

(Diabetic Neuropathy) 患者的慢性肢體酸痛[8]。(題外話：這亦是為何連正常健康人士也切勿過量進食糖份的原因之一，避免增加肝臟負擔。)

花粉治鼻炎？

不少「健康達人」拋出偽科學，指服用蜂蜜可治理過敏性鼻炎，因為除了上文提及的抗炎因子，更因當中有花粉，將之服用可幫助免疫系統習慣從而減低過敏反應。

這說法看似有科學根據，但對於蜂蜜中的花粉效用，卻不能這樣說了算。其實，造成過敏性鼻炎的植物花粉，與由昆蟲授粉，是兩碼子的事，所以麥蘆卡蜂蜜無助改善免疫系統對花粉反應過敏問題，更何況現時根本就無足夠科學證據證明蜂蜜可治理過敏性鼻炎[9]。

也有人聲稱蜂蜜能抗癌、降膽固醇、改善睡眠質素等，但至今這些說法同樣尚未有足夠證據證明之[10]，全屬產品市場推廣手法。2007年倒是有個研究指，蜂蜜可舒緩小童夜咳情況，從而改善其患病時睡眠質素[11]。不過，該研究只是使用普通蜂蜜而非麥蘆卡蜂蜜。

大家要留意的是，現時很多支持蜂蜜有神效的所謂研究，均非由獨立團隊進行，這些團隊通常是接受了蜂蜜製造商資助，且研究設計粗糙有問題，亦無臨床測試，其聲稱的效用大多不可信。再者，蜂蜜與其他糖份一樣也是糖，只是人體消化蜂蜜時比較慢，故此能提供較可持續的能量，而一茶匙蜂蜜就可以提供600kcal的卡路里，當中約八成是糖。

世衞又建議，不論小孩與成人，糖份應佔每日能量攝取量的10%，最好更應限制在5%，以達到身體健康。以成年男人與女人分別2,500kcal與2,000kcal的每日健康卡路里攝取量計算，男女理想糖份攝取量為38克與25克糖，但一包檸檬茶已有51克糖，你自己想想還要不要扮健康，早上喝完檸檬茶，夜晚喝蜜糖水。

所以蜂蜜可以間中當零食吃，也不必買市面上最貴、賣幾千大元的那類蜂蜜，因為吃下肚也不會顯著改善上述健康問題，當藥吃更可能隨時吃壞肚皮啊。至於鼻炎問題，還是注意一下空氣質素與環境是否有太多致敏原如塵蟎、真菌孢子、動物毛屑等，從根源處理問題，比吃甚麼養生之物來得更重要。

參考資料：

1. Crane, E. (1983). The Archaeology of Beekeeping. Cornell University Press.

2. Pe anac, M., Janji , Z., Komarcevi , A. & et al. (2013). Burns treatment in ancient times. Med Pregl. 2013 May-Jun;66(5-6):263-7. doi:10.1016/s0264410x(02)00603-5

3. Molan, P.C. & Russell, K.M. (1988). Non-Peroxide Antibacterial Activity in Some new Zealand Honeys. Journal of Apicultural Research Volume 27,1988 - Issue 1. doi: 10.1080/00218839.1988.11100783

4. Jenkins, R., Burton, N. & Cooper, R. (2011). Manuka honey inhibits cell division in methicillin-resistant Staphylococcus aureus. J Antimicrob Chemother. 2011 Nov;66(11):2536-42. doi: 10.1093/jac/dkr340

5. Mavric, E., Wittmann, S., Barth, G. & Henle, T. (2008). Identification and quantification of methylglyoxal as the dominant antibacterial constituent of Manuka (Leptospermum scoparium) honeys from New Zealand. Molecular Nutrition Food Research Vol 52 Issue 4, April 2008 p483-489. doi: 10.1002/mnfr.200700282

6. Mandal, M.D. & Mandal, S. (2011). Honey: its medicinal property and antibacterial activity. Asian Pac J Trop Biomed. 2011 Apr; 1(2): 154–160. doi: 10.1016/S2221-1691(11)60016-6

7. Hoque, T.S., Hossain, M.A., Mostofa, M.G. & et al. (2016). Methylglyoxal: An Emerging Signaling Molecule in Plant Abiotic Stress Responses and Tolerance. Front Plant Sci. 2016; 7: 1341. Published online 2016 Sep 13. doi: 10.3389/fpls.2016.01341

8. Shinohara, M., Thornalley, P.J., Giardino, I. & et al. (1998). Overexpression of glyoxalase-I in bovine endothelial cells inhibits intracellular advanced glycation endproduct formation and prevents hyperglycemia-induced increases in macromolecular endocytosis. J Clin Invest.1998 Mar 1; 101(5): 1142–1147. doi: 10.1172/JCI119885

9. Nemet, I., Varga-Defterdarovi , L. & Turk, Z. (2006). Methylglyoxal in food and living organisms. Mol Nutr Food Res. 2006 Dec;50(12):1105-17. doi: 10.1002/mnfr.200600065

10. Ahmed, S. & Othman, N.H. (2013). Honey as a Potential Natural Anticancer Agent: A Review of Its Mechanisms. Evid Based Complement Alternat Med. 2013; 2013: 829070. Published online 2013 Dec 2. doi: 10.1155/2013/829070

11. Paul, I.M., Beiler, J., McMonagle, A. & et al. (2007). Effect of Honey, Dextromethorphan, and No Treatment on Nocturnal Cough and Sleep Quality for Coughing Children and Their Parents. Arch Pediatr Adolesc Med. 2007;161(12):1140-1146. doi:10.1001/archpedi.161.12.1140

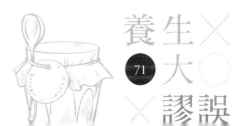

養生×○
大
謬誤

2.3

無麩風
一點都不健康！

小肥波細個腸胃的確麻麻，曾有一段時間一吃麵包就會肚痛，為了解決問題，曾經試過飲益力多，但情況依舊。近年崇尚「健康飲食」的人認為，你食穀物製品肚痛是因為當中含麩質，而無麩（gluten-free）食品就是你的最佳選擇。在十幾廿年前的香港，哪有人知道甚麼是麩質？（現在也只有少數人知道！）究竟這種成份對健康又有甚麼影響？

突如其來的「潮流」

麩質（gluten）的字源來自拉丁文，意為膠水（Glue），是多種穀物，包括小麥、燕麥等中普遍存在的穀蛋白。麩質的存在為麵團增加彈性，使製成品保持形狀、增加黏韌口感。

由於某些人的腸道無法完全分解麩質，剩餘的肽（peptide）會引起人體免疫反應，令腸黏膜上的絨毛組織（villus）停止吸收養份，並造成腹瀉、頭暈、頭痛、抽搐、關節痛，這種反應被稱之為乳糜瀉（coeliac disease）。然而，全球只有約 1% 人口是乳糜瀉患者，故此，無麩穀物原本只是乳糜瀉患者的小眾食品。

無麩飲食的風氣首先在嬉皮士圈子興起，而近幾年則蔓延至演藝圈，美國女星 Gwyneth Paltrow 和Nicole Richie 先後公開自己無麩飲食習慣，令很多人有樣學樣，以為無麩更健康，加上數以百萬計的人以為自己有麩質過敏而一窩蜂改變飲食。

就連運動界也捲起無麩風，網球前一哥祖高域此前被診斷是乳糜瀉，打一場波的力氣也沒有，他指全賴無麩餐單，才達到現時成就，他養的狗也跟隨主人開始吃無麩食品。不過，英國網球手梅利曾向祖高域取經，試吃其無麩餐單，卻認為無麩令他失去打網球的力量。

哥倫比亞大學的腸胃病學家Norelle Rizkalla Reilly 就認為，公眾其實對乳糜瀉有很多誤解，除了因為日常接觸到不少「無麩」產品，Google 也是其中一個元兇。

2016 年，Reilly 發表的研究[1]指，在 Google 搜尋「無麩」的熱門程度，自 2007 年大幅上升最多約九倍。相反，「乳糜瀉」的搜尋熱門程度在期間

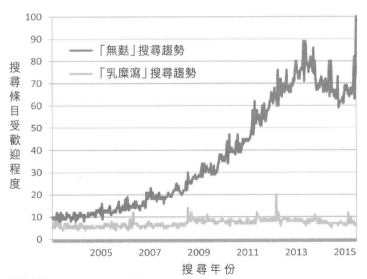

資料來源：Reilly, N.R. (2016).

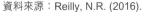

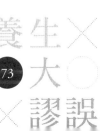

養生 ╳ ○ ╳ 大 謬誤

無太大出入。結果顯出，兩者比例根本不成正比，「無麩」只是個潮流，根本無人為意自己是否真的患乳糜瀉。

很多人自以為是乳糜瀉患者，卻從來沒有接受醫生診斷，Reilly指這是非常嚴重的問題，因為乳糜瀉患者很多時也有泡疹樣皮炎、淋巴瘤、貧血、抑鬱等其他遺傳性健康問題，檢查不只是為了個人，而是為了家族其他成員的健康著想。

無麩餐的「後遺症」

市面上愈來愈多無麩食品，無疑對乳糜瀉患者是福音，但普通人吃又會更健康嗎？2012年美國營養與飲食協會發表的報告[2]已表明現時並無實驗證明這種說法，相反更有數據顯示，麩質本身對健康有某些益處。

麩質是穀物中鈣、鐵、葉酸 (folate)與維他命B的主要來源[3]，吃無麩餐單的人士必需從其他地方涉取該些礦物質，否則就會營養不均衡。再說，有調查發現市面上的無麩食品比同類食品不單更貴，而且含更多糖、鈉與卡路里，多吃會容易令人癡肥，患上心血管疾病；即使是乳糜瀉患者，也被發現轉吃無麩餐單後，更易出現過胖情況[4]，所以無麩更健康的說法站不住腳。

2014年10月發表的研究[5]又指，乳糜瀉患者的腸道不單

對麩質有免疫反應，對穀物中的其他蛋白質，也比正常人有明顯較高的反應，戒掉穀物也許更好。

2017年，西班牙健康研究院的Joaquim Calvo Lerma 於歐洲胃腸病學、肝病學及營養協會 (ESPGHAN)年度大會上發表報告[6]，指市面上的無麩食品不但不健康，更會讓人有癡肥、營養不足的風險，說法與此前其他研究吻合。

團隊分析了市面上14類超過650種不同品牌無麩及正常食品，當中包括麵包、意粉、穀物早餐、麵包以至即食食品。

結果發現，無麩食品整體熱量較高。無麩麵包比正常麵包多一倍脂肪，蛋白質含量則少兩至三倍；無麩餅乾同樣有較多脂肪但蛋白質較少的情況。不過，無麩意粉卻比普通意粉較少糖份，蛋白質含量則少一半。

Calvo Lerma 建議，顧客在選購無麩食品前，應先對比各品牌的脂肪成份。他又促請食物製造商應加入更詳盡的營養標籤，讓顧客更了解食品維他命、礦物質等成份含量。另外，食物製造商亦有責任使用更健康材料，如以蕎麥代替粟米粉與薯粉等製作無麩食品。

高果聚糖同樣引發腸胃問題

全球也約有13%人進食小麥製食品出現腸胃問題[7]，很多人將之歸咎於麩質而轉吃無麩食品，但情況未必有改善。因為麩質根本不是刺激這些人腸胃的物質。幕後黑手可能是果聚糖 (fructan) 這種碳水化合物。果聚糖能增強植物的耐寒性，普遍存在於洋蔥、露筍、小麥、蒜及鷹咀豆等農作物。

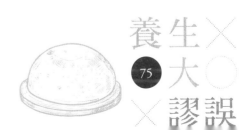

養生×大○謬誤

2017年，墨爾本蒙納殊大學兩位腸胃病學教授Jane Muir與Peter Gibson的團隊邀請了59位非乳糜瀉患者，但一直進食無麩餐的成人進行研究[8]，分發3種分別含麩、含果聚糖及兩種成份皆無而且味道一樣的穀物條給這批自願者。他們須在一星期內每天進食一條，然後停吃一星期再讓團隊檢查腸胃健康；參與實驗的人事前並不知道自己吃的是哪一種穀物條。

團隊發現，對照兩種成份皆無的穀物條，吃含果聚糖穀物條的人腹漲出現率高15%，整體腸胃病症狀則增加了13%，但吃含麩穀物條的人未有任何不適。Gibson指這解釋到為何有些改吃無麩餐的人有改善腸胃情況，但無法完全根治，因為他們仍會吃洋蔥、蒜、豆等高果聚糖的食材。

同時，研究可以解釋為何在非乳糜瀉患者身上的大部份安慰劑對照實驗，無法找到麩質對其有影響，也難以知道該蛋白對他們造成困擾的機制，因為我們「錯誤假設」認定麩質就是唯一有嫌疑的成份。Gibson指，不排除有極小部份未有患乳糜瀉的腸胃敏感人士對麩質有反應，但可以肯定果聚糖的影響更大。

研究結果與另一份2014年報告結果[9]吻合。該報告指有70%患大腸激躁症 (irritable bowel syndrome) 人士在停吃含果聚糖、一系列統稱為FODMAPs的食品後舒緩症狀。FODMAPs是指一系列難以消化的短鏈碳水化合物，當中包括寡糖、雙糖、單糖等。這些物質會抽走腸胃的水份，並在大腸中與細菌進行發酵作用，引致腸道肌肉抽蓄。正常人

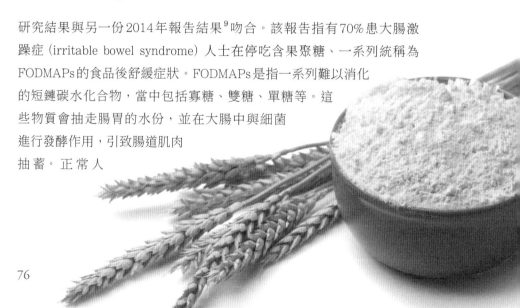

可能不覺得有甚麼異樣，但大腸激躁症患者的腸道神經極為敏感，會因此造成嚴重痛楚。

為何這麼多人相信無經證實過，又或已有科學研究證明無用的「食療」？我很同意美國宗教學家 Alan Levinovitz 在《無麩謊言 (The Gluten Lie)》一書的說法。

很多時飲食或健康迷思源於人不相信現代醫學有效，產生反安慰劑效應 (nocebo effect)，自以為有病。結果轉投由名人所創的另類療法後，病情得以改善——記住很大程度上是「屎忽撞棍」。就如宗教狂熱一樣，這些人相信只有遵從此等健康迷思「誡條」就可以無病無痛，有部份人在自我感覺良好之餘，更會以圍攻非我族類者來宣揚自己的選擇來創造優越感。

再看看香港，越來越多人崇尚自然療法、另類療法，甚至水晶能量，反疫苗、反用西藥等等，完全是上述的狂熱執著。當你用科學理據反駁這些無稽之談，他們自知理虧便說藥廠打壓、有陰謀，到底藥廠為甚麼要有陰謀呢？難道賺錢就不可以救人嗎？這是很奇怪的思維，但經常出現於網上世界，只能得啖笑。

那我們到底如何才能有個健康人生？不應道聽途說某種食品有益，而不多加細想就大量進食。要健康就多吃不同種類的新鮮食物，少吃零食、處理過的食品，勤做運動已經是最好的辦法。至於我吃麵包後肚痛的問題，早在十多歲時已無出現，不科學地不深究不擔心。如果讀者真有類似情況，建議先看看是否源自單一店舖出品，如停吃後無改善或吃後反應嚴重，應及早求醫了！

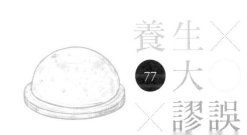

養生大謬誤

參考資料：

1. Reilly, N.R. (2016). The Gluten-Free Diet: Recognizing Fact, Fiction, and Fad. The Journal of Pediatrics, published online 13 May 2016. DOI: http://dx.doi.org/10.1016/j.jpeds.2016.04.014

2. Gaesser, G.A. & Angadi, S.S. (2012). Gluten-Free Diet: Imprudent Dietary Advice for the General Population?. Journal of the Academy of Nutrition and Dietetics September 2012, 112(9): 1330–1333. DOI: 10.1016/j.jand.2012.06.009

3. Anderson, J. & Holdoway, J. (2011). Limited micronutrient data for gluten-free bread products prevents accurate dietary analysis. Journal of Human Nutrition and Dietetics August 2011, 24(4): 376. DOI: 10.1111/j.1365-277X.2011.01177_2.x

4. Sara, F., Assunta, Z.M., Matteo, G. & et al. (2014). Functional and Metabolic Disorders in Celiac Disease: New Implications for Nutritional Treatment. Journal of Medicinal Food. November 2014, 17(11): 1159-1164. doi:10.1089/jmf.2014.0025

5. Huebener, S., Tanaka, C.K., Uhde, M. & et al. (2014). Specific Nongluten Proteins of Wheat Are Novel Target Antigens in Celiac Disease Humoral Response. Journal of Proteome Research 2015 14 (1), 503-511. DOI: 10.1021/pr500809b

6. Davis, N. (11 May 2017). Gluten-free diet carries increased obesity risk, warn experts. The Guardian. Retrieved from https://bit.ly/2pp1Ccb

7. Czaja-Bulsa, G. (2015). Non coeliac gluten sensitivity – A new disease with gluten intolerance. Clinical Nutrition April 2015 34(2): 189-194. doi: 10.1016/j.clnu.2014.08.012

8. Skodje, G.I., Sarna, V.K., Minelle, I.H. & et al. (2017). Fructan, Rather Than Gluten, Induces Symptoms in Patients With Self-reported Non-celiac Gluten Sensitivity. Gastroenterology pii: S0016-5085(17)36302-3. doi: 10.1053/j.gastro.2017.10.040

9. Halmos, E.P., Power, V.A., Shepherd, S.J. & et al. (2014). A Diet Low in FODMAPs Reduces Symptoms of Irritable Bowel Syndrome. Gastroenterology Jan 2014 146(1):67–75.e5. doi: 10.1053/j.gastro.2013.09.046

神奇食品

第二章

都市神話

2.4 飲紅酒
有益心臟？

酒的歷史相當久遠，最早更可追溯至1萬年前的新石器時代，在歷史文獻中也廣泛記載其文化、社交功能。不過，酒精對身體造成的生理傷害和依賴性，比大麻和搖頭丸，甚至煙也來得嚴重[1]，飲酒人數仍非常之多。

就例如小肥波老爸，他喜歡飲酒，基本上每日都至少飲一罐啤酒。老媽經常跟他說：「紅酒有益呀又唔見你飲？」然後就是一輪的抬槓，周而復始。那為何只有只有紅酒對心血管健康有幫助？依據從何來呢？

法國紅酒特別受捧

其實早於1819年，愛爾蘭醫生Samuel Black 已發現法國人以及地中海沿岸國家的人，即使飲食中含高脂肪，但他們的心臟病病患率卻比愛爾蘭為低，他指出有可能是因為法國人的其他飲食習慣致使有這種結果，但他無法找出真正的原因[2]。

來到160 多年後的1981 年，三位法國學者重提 Samuel Black 的發現，並將現象命名為「法國悖論（French Paradox）」[3]。不過，紅酒在此時仍未成

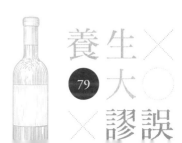

養生大謬誤

為「長生不老藥」，直至1991年《60分鐘時事雜誌》報道「法國悖論」，暗示芝士與紅酒是對減低患心臟病的重要因素，法國紅酒才受熱捧。

美國營養學會就指，這是法國人的宣傳技倆，因為九十年代年青人多喝啤酒，紅酒被視為old-fashioned，「老嘢」才會喝，所以當地業界才出此下策拯救垂危的酒莊，避免被淘汰——畢竟當地葡萄酒產業已是環球大生意，吸引不少外國人尤其中國人投資。

不過，不只是紅酒才對心臟健康。

據2015年刊於內科醫學年鑑 (Annals of Internal Medicine)的報告顯示 [4]，每日喝一杯(約5安士)紅酒或白酒，以及無卡路里限制的地中海式飲食，2型糖尿病病人的血糖控制比正常人好，其體內的高密度脂蛋白 (High-density lipoprotein, HDL) 水平亦有所上升。HDL可從動脈中移除膽固醇排出體外，因此也被視為可抑制心血管疾病的「好膽固醇」。

然而，這個研究有其限制：1. 只針對2型糖尿病病人、2. 不是單盲實驗，研究對象知道自己吃的飲的是甚麼、3. 沒有對比其他種類的酒。那麼，我們不妨看看其他此前的研究。

在一些較短期的研究之中 [5][6]，我們發現到適量的酒精可提升血液中的HDL 水平，減低血凝情況，就連啤酒、蒸餾酒等的酒類亦如是。至於一些長期分析酒客與滴酒不沾的人的研究 [7][8]就發現，適量飲酒的人更健康，他們患心臟病的機會較低且較長壽，此外他們會患糖尿病的機會也較低，喝微量酒精或許才是保健康的真諦。

根據《美國民眾膳食指引 (Dietary Guidelines for Americans)》，女人飲一杯為適量，男人則為兩杯，詳看以下的圖片：

一杯到底是多少？

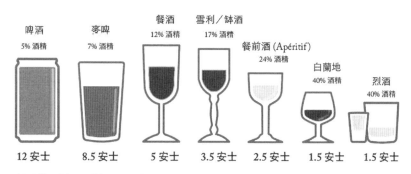

啤酒	麥啤	餐酒	雪利／缽酒	餐前酒 (Apéritif)	白蘭地	烈酒
5% 酒精	7% 酒精	12% 酒精	17% 酒精	24% 酒精	40% 酒精	40% 酒精
12 安士	8.5 安士	5 安士	3.5 安士	2.5 安士	1.5 安士	1.5 安士

*每個品牌的酒也有不同酒精含量，圖示的份量只是約數。
*一杯標準含酒精飲品約有 14 克純酒精

白藜蘆醇能抗癌？

另一個紅酒更健康的「原因」是含豐富白藜蘆醇（resveratrol）。白藜蘆醇是植物為抵禦病菌入侵而產生的一種抗毒型物質，最早於上世紀三十年代被發現，並在八十年代開始被研究。它亦是其中一個疑似造成「法國悖論」的成份，康涅狄格大學的 Dipak K. Das 教授更是最深入研究白藜蘆醇的學者，宣稱白藜蘆醇不單可以抗癌，且可延長壽命。

不過，在2012年康涅狄格大學開除了這位「專家」——他的百多項相關研究數據是偽造得來，其實驗室甚至連基本的「蛋白質轉漬法（western blot）」技術也無法進行。此外，不計 Dipak K. Das 的研究，學界亦無一致的證據證明白藜蘆醇有抗癌作用，所以嚴浩的甚麼紅酒浸洋葱偏方是沒用的。

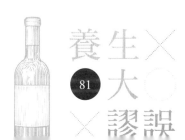

養生大謬誤

然而，2017年6月另一份刊於《英國醫學期刊》的報告[9]曾認為，我們即使日飲一兩杯也會對腦部造成破壞。該研究追踪550名男性和女性逾30年的酒精攝取量，在六個不同時間，評估參與者的飲酒情況及其在各種認知評估的表現，並在最後為這些人進行腦部磁力共振掃描，觀察腦部白質結構及負責記憶的海馬體，了解參與者認知表現。

團隊強調，參與者在研究前已被確定無酒精依賴，亦在考慮到包括年齡、性別、社會活動與教育在內的許多其他因素後，研究團隊發現，飲酒較多的人海馬體萎縮程度較高，而右腦相對左腦收縮更多。

雖然無飲酒的參與者有35％發現右腦海馬體萎縮，但平均每週飲用14至21酒精單位的人則有65％右腦海馬體萎縮；77％飲30酒精單位或以上的人右腦海馬體出現萎縮。酒精單位是英國用以量化飲品酒精含量的單位，一個單位相當於10毫升純酒精。而一杯250毫升12％酒精的紅酒就有3個酒精單位。

另外，酒精攝取量也會影響白質結構。白質包覆著神經軸突，控制神經元共享訊號，協調腦區之間正常運作，與學習、自我控制有關，但報告顯示，飲酒越多的人，白質保護神經的質量較差。

懷孕期間可飲酒嗎？

雖然有醫生認為研究只是觀察結果，並不能證實酒精對大腦造成損害。此外，大多數參與者為男性，他們通常低估了自

己所飲的酒精量，酒精傷害性實際可能更大。當時，英國認知障礙症協會的 Doug Brown 醫生亦認為，研究並不代表我們要滴酒不沾，而是應根據官方指引減少飲酒。

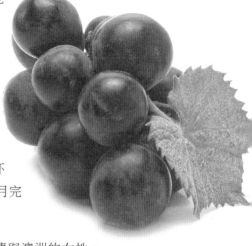

現時英國國家醫療服務系統 (NHS) 建議，不論男女每週不應飲超過14個單位的酒精——即相當於6品脫啤酒或7杯175毫升餐酒；懷孕女性更應在懷孕頭三月完全滴酒不沾。

事實是近八成來自英國、蘇格蘭、紐西蘭與澳洲的女性，在懷孕期間也曾飲過酒，因為有一半懷孕情況都是不在計劃之內——對，很多人包括我的出生都是個意外。

雖然學界已有足夠證據指孕婦飲太多酒又或酗酒對胎兒有害，當中包括令嬰孩小頭畸形、協調不佳、智力不足以及聽覺及視覺受損等，但2017年刊於《英國醫學期刊》的審視報告 [10] 認為，現時未有足夠證據證明淺嚐酒精，會對胎兒健康構成嚴重威脅，如果要應酬「飲少少」，孕婦每周飲不多於4個單位的酒精也算安全。

該研究又指，過去學界對孕婦少量飲用酒精還是完全不飲酒未有一致看法，因此令一些健康守則朝令夕改；研究亦顯示，學界在「孕婦可否飲酒」這議題上其實沒有深入探索。而以現有證據來看，要訂下可靠的相關健康指引也是挑戰。團隊又指，為胎兒著想最安全當然是滴酒不沾。

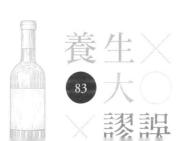

養生大謬誤

酒精少飲為妙

2016年更有報告指[11]酒精會直接引致肝癌、口咽癌、喉癌、食道癌、乳癌、大腸與直腸癌七種癌症，而飲得愈多，患以上癌症的風險就愈高，且無一個所謂的安全酒精飲用水平，只要有飲酒就會有患癌風險。

根據香港醫院管理局數字，肝癌在2009-2016年都為香港第三大癌症殺手，每年殺死近1,500人，而香港患癌人數亦穩定地持續上升。

最大問題是，要加強教育民眾飲酒對身體的危險性。據英國癌病研究組織此前的研究顯示九成受訪者不知酒精與癌症的關係；雖然有八成人知道酒精會引致肝癌，但只有兩成人知道酒精會引致乳癌。再看看蘭桂坊，每晚有多少人賣醉「橫屍街頭」？

要記住「物極必反」，即使有好處，酒精對健康的壞處也已被證實，而且多得數之不盡，無論如何還是少飲酒為妙。想要健康靠飲少少酒是沒用的，還要注意飲食，多休息多運動，還要避免吃高鹽高糖高脂加工食品，例如送酒的薯條、香腸、魷魚圈，否則再多的神奇「健康」食（飲）品也救你不到。

最尾講多句：做個負責任的司機，開車前咪飲。

參考資料：

1. Lachenmeier, D.W. & Rehm, J. (2015). Comparative risk assessment of alcohol, tobacco, cannabis and other illicit drugs using the margin of exposure approach. Sci Rep. 2015; 5: 8126. Published online 2015 Jan 30. doi: 10.1038/srep08126

2. Evans, A. (2011). The French paradox and other ecological fallacies. Int. J. Epidemiol., published online November 7, 2011. doi: 10.1093/ije/dyr138

3. Richard, J.L., Cambien, R. & Ducimetiere, P. (1981). Particularites epidemiologiques de la maladie coronaire en France. Nouvelle Presse Medicale 10: 1111-1114

神奇食品

第2章 都市神話

4. Gepner, Y., Golan, R. & et al. (2015). Effects of Initiating Moderate Alcohol Intake on Cardiometabolic Risk in Adults With Type 2 Diabetes: A 2-Year Randomized, Controlled Trial. Ann Intern Med., published online 13 October 2015. doi:10.7326/M14-1650

5. Dimmitt, S.B., Rakic, V. & et al. (1998). The effects of alcohol on coagulation and fibrinolytic factors: a controlled trial. Blood Coagul Fibrinolysis1998 Jan;9(1):39-45. DOI: 10.1097/00001721-19980100000005

6. Brien, S.E., Ronksley, P.E. & et al. (2011). Effect of alcohol consumption on biological markers associated with risk of coronary heart disease: systematic review and meta-analysis of interventional studies. BMJ2011; 342. doi: http://dx.doi.org/10.1136/bmj.d636

7. Grønbaek, M., Johansen, D. & et al. (2004). Changes in alcohol intake and mortality: a longitudinal population-based study. Epidemiology 2004 Mar;15(2):222-8. DOI: 10.1097/01.ede.0000112219.01955.56

8. Howard, A.A., Arnsten, J.H. & Gourevitch, M.N. (2004). Effect of alcohol consumption on diabetes mellitus: a systematic review. Ann Intern Med2004 Feb 3;140(3):211-9. doi:10.7326/0003-4819-140-6-200403160-00011

9. Topiwala, A., Allan, C.L., Vyara, V. & et al. (2017). Moderate alcohol consumption as risk factor for adverse brain outcomes and cognitive decline: longitudinal cohort study. BMJ 2017; 357:j2352. doi: 10.1136/bmj.j2353

10. Mamluk, L., Edwards, H.B., Savovi, J. & et al. (2017). Low alcohol consumption and pregnancy and childhood outcomes: time to change guidelines indicating apparently 'safe' levels of alcohol during pregnancy? A systematic review and meta-analyses. BMJ Open 2017;7:e015410. doi: 10.1136/bmjopen-2016-015410

11. Tapper, E.B. & Parikh, N.D. (2018). Mortality due to cirrhosis and liver cancer in the United States,1999-2016: observational study. BMJ 2018;362:k2817. doi: 10.1136/bmj.k2817

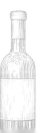

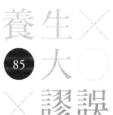

養生大謬誤

85

2.5 紅莓汁治尿道炎？不如多飲水！

話說與一班女同學聚會，講到自己開始向二字頭再見時，自然少不免講近年開始好多病，席上就有位曾受尿道炎困擾的女生問小肥波：「喂，你有無聽過紅莓醫尿道炎？」小肥波真的孤陋寡聞，竟然未聽過，當下自然說會回家了解了解。

紅莓的起源

紅莓是藍莓近親，除了被定位為能抗癌、增強免疫力、降血壓的生果外，最特別就是紅莓汁被指可以「維持尿道健康」與預防尿道炎，神奇得很。健康食品推陳出新，一樣食品被證明愈多功效愈暢銷，但普羅大眾都沒有專業知識去理解新報告的內容，科學家的說話，我們究竟可以信得幾多成呢？如果只是尿道累積太多細菌造成尿道炎，多喝水不就可以嗎？

紅莓原產於天氣較冷的北美地區，相信有過千年被美洲原住民食用及作為治理腸胃、肝病變、傷口等草藥的歷史，最早於1550年被James

White Norwood首度以文字記錄其使用，並開始被帶到歐洲等地食用及種植。由於紅莓會被美洲熊摘來食用，到1643年英格蘭新教神學家Roger Williams稱這種紅色水果為「熊莓（bearberry）」；直至1647年傳教士John Eliot才將紅莓正名為英文的 cranberry，這個名字亦源用至今。

現時市場上出售的紅莓主要在歐洲、美國、加拿大與智利等北半球地區種植，但美加兩國已佔全球產量逾九成[1]，而麻省則是美國現時全國其中一個最大紅莓生產地，截至2016年麻省每年生產990萬桶（每桶100磅）的紅莓，比 2011 年的 460 萬桶多一倍！近年甚至因為產量太多，當地農民期望當局批准燒毀部份收成，以抬高紅莓身價賺取更多利潤。

不過，每年相信只有 5% 的新鮮紅莓流入市場供大眾購買食用，因為紅莓本身味道酸澀難以入口，故此其餘 95% 生產的紅莓均被加工造成果醬、果乾以及紅莓汁等產品。

自歐洲人發現紅莓後，多年來也有不同專家研究其功效，到1984年俄亥俄州楊斯鎮州立大學學者A.E. Sobota的研究[2]才首度指，紅莓汁可能有能力，抑制大腸桿菌黏在泌尿系統之中，自此越來越多紅莓產業資助的研究也「發現」，紅莓汁能維持尿道健康；當中有效成份亦由最初的果糖演變成現時主流的初花青素（Proanthocyanidin）。2016年刊於《美國臨床營養雜誌》的報告[3]就曾指，紅莓汁中的初花青素能有效阻止細菌於泌尿系統中滋生，可取代抗生素醫治該病，更是對付有抗生素抗藥性尿道炎的好幫手。該報告在美國18間診所找到400位女士，以雙盲、有安慰劑控制組的方式檢測紅莓汁的功效，發現每日一杯紅莓汁能有效減低女性患尿道炎高達40%。

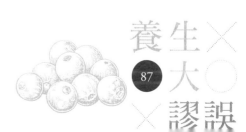

養生大謬誤

企業贊助研究的可信性

慢著！大部份尿道炎藥物都沒有如此功效，紅莓汁竟然可以做得到？追看下去，才得知這報告由全球數一數二大的紅莓與西柚食品生產商Ocean Spray贊助，撰文的研究團隊亦是旗下員工。這品牌單在2013年就有22億美元的銷售額。可想而知，有這樣的「突破性」營養研究，Ocean Spray的盈利肯定可以節節上升。

但該研究方法存在根本性漏洞。要確定「病人」真的患尿道炎，必先要從尿液樣本著手，證明疑似病人尿液細菌量比正常人多才能作準。然而，報告卻以減少報稱「症狀」，來證明紅莓汁的功效。要知道尿道炎患者有機會出現一個、兩個或以上症狀，亦有機會根本無症狀可言，加上這400位女士也並非全部確診尿道炎。就算我們無視這些漏洞，研究指連續飲用紅莓汁 3.2 年才能改善一個「症狀」，攝取了大量糖份，又未必是真正患上尿道炎，你覺得值得嗎？

其實 2012年早有研究[4]，分析當時已有的24份「紅莓能否預防尿道炎」報告，發現紅莓汁根本對預防、改善尿道炎無甚效處。該份報告更特意寫明：「人必須無限期早晚飲用2杯150毫升的紅莓汁，才能維持體內初花青素水平。」顯然，紅莓汁的的有效成份並不足以對抗泌尿系統中的細菌滋生。

不過，這個Ocean Spray報告亦道出企業贊助研究帶來的問題。例如，汽水影響健康是事實。不過，由汽水公司贊助的研究卻會認為汽水無令人癡肥、患糖尿病——其他行為或習慣才是，而出現這種論調的情況，竟比獨立研究多4-8倍[5]。

外媒Vox引述雀巢公司，指他們贊助研究只會提供資金，不會以電話、電郵或者對研究提出意見，影響研究的公正性。但，雀巢也承認提供資金已為研究員帶來無形壓力——研究員也是人，打工都是搵餐飯食，自然要揣摩上層潛台詞，盡力達成他們想要的研究結果，扭曲了科學真正的意義。

說回正題，Ocean Spray 報告刊出後的同年年尾，刊於高名望科學期刊《美國醫學會雜誌》(JAMA) 的研究[6]，讓入住療養院老年女性每天吃含高劑量初花青素的紅莓膠囊長達一年，其劑量相當於每天飲用567克紅莓汁。研究人員將得到的數據對比吃安慰劑的對照組，發現兩組人的尿道細菌量無明顯差異，再次證明初花青素劑量再高的紅莓產品也不能醫治尿道炎。

同期JAMA刊出、由加拿大尿道炎專家Lindsay E. Nicolle博士撰寫的評論[7]則指，醫生不應再建議病人使用紅莓產品作為預防尿道炎的手段，亦不應宣傳紅莓的效用已得到證實。

曾有研究[8]指，超過一半女性一生人中至少患上一次尿道炎。在較年輕、處於生殖年齡的女性，症狀通常為尿頻，如廁時則會感到刺痛；但65歲以上已停經的女性通常都沒有類似症狀，但會發燒及全身乏力。不要以為你是男人就無機會患尿道炎，男性因為生理構造不同，尿道較女性長5-6倍，才會較少機會受細菌影

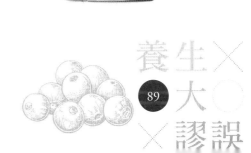

養生×大○謬誤

響，不過無割包皮的男士、老年男性也會有較高患尿道炎風險，後者因前列腺漲大或患而患前列腺癌，令尿液難以完全排出，較易出現尿道炎症狀。

而年輕女性患尿道炎其中一個主要風險來自性生活，因為造愛時會容易令細菌進入非常鄰近陰道的尿道；同時，安全套上的殺精劑也會將下體好的細菌消滅令情況惡化。另一方面，經期時使用棉條可能會比護墊好，因為會令下體較為乾爽，減低細菌滋生機會。雖然，波士頓大學醫學院教授Kalpana Gupta曾指，這不等於尿道炎是與衛生有關的疾病，無證據顯示如廁後清潔不足與內褲太緊會造成尿道炎，但小肥波還是建議保持下體乾爽，這對減低患尿道炎很重要的。

在2018年，Ocean Spray似乎看到市場對紅莓汁失去信心，開始推出紅莓精華軟糖，指連續七日服用可「維持健康尿道」，每粒更相當於吃了50克新鮮紅莓。當時加州大學三藩市分校泌尿科學系副教授Thomas Chi曾在Vox訪問中指，Ocean Spray的軟糖無論在包裝上強調是由新鮮紅莓製造，到「每周服用」、「維持健康尿道」等的用字都讓人覺得吃了就能改善尿道炎問題，一切都是經非常精密設計的銷售推廣手法。

一日要飲8杯水

事實上早在2011年，歐洲食品安全局（EFSA）也表明[9]，當時無足夠科學證據證明任何紅莓產品，不論是紅莓汁、紅莓素丸、紅莓精華，能有效預防尿道炎、保護牙齦或心臟健康；而英國國家健康與照顧卓越研究院（NICE）亦在2018年5月開始已草擬重覆性尿道炎醫療指引，當中指雖然服用紅莓產品對人體無害，但現時無結論性證據證明能有效醫治尿道炎，禁止醫生或醫護人員處方所謂紅莓素作為藥物。

至於美國國立衛生研究院（NIH）旗下的國家輔助及替代醫療研究中心（NCCIH）則指，紅莓汁屬安全飲品，但注意如果大量飲用可能會造成腸胃不適；長期飲用亦可能增加腎石出現機會。另外，曾有小型研究指一周飲用約1.8公升紅莓汁已有機會影響抗凝血藥（俗稱薄血藥）藥效[10]。NCCIH 更強調當出現尿道炎症狀，應及早求醫，不應使用紅莓產品作為治療方法。

2018年發表於JAMA國際藥物版的臨床研究發現[11]，每日飲超過1.5公升水的停經前女性，比每日飲少於1.5公升水的同齡對照組女士，一年內重複出現尿道炎的次數少1.5次、患病日子少58.4日；就算前一組人都患上尿道炎，其使用抗菌療程次數亦相較對照組少1.8次。雖然這個研究只在停經前女士身上所做，但仔細想想，飲較多水自然如廁更頻密，膀胱或尿道細菌自然會更常被排出，減低其滋生量，是合乎邏輯、並比多飲紅莓汁更有效減少患尿道炎機會的簡單習慣改變。再引伸下去，其實飲茶甚至飲酒也是利尿，難道這些相關產業又會以減少患尿道炎機會作為賣點嗎？

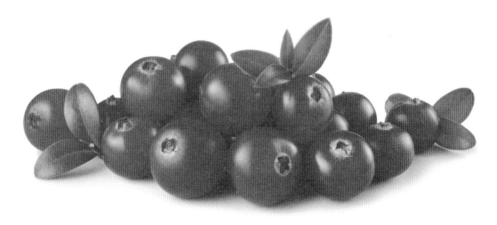

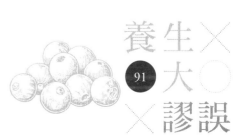

養生大謬誤

現時醫治尿道炎以抗生素為主，不過隨著抗藥性惡菌蔓延，世衛也在近年多次促請，藥廠盡快研發替代藥品，農業界亦不應再以抗生素餵飼牲畜，記住醫生開出醫尿道炎的抗生素，記得完成療程，否則再感染尿道炎時，細菌有較高抗藥性就會更難根治了；我們又試想想，「天然」產品有多天然呢？正常的紅莓會是軟糖狀的嗎？會這麼甜嗎？講到底，也同樣是經加工處理的產品，根本毫不天然。怪不得 Lindsay Nicolle 在評論如此寫：「是時候放下對紅莓的執著。」

想要患減低尿道炎，正如前面所說，多飲點水。雖然各國衛生機構對「飲夠水」都有不同定義，例如澳洲昆士蘭的攝取量指引為每日飲水杯量應為體重(公斤)Ｘ 30（ 毫升 ）／250(毫升)；英國國家醫療服務系統 (NHS) 則建議成年男女每日飲 6-8 杯 250 毫升水，至於美國農業部 (USDA) 就建議成年男士飲 13 杯水，成年女士飲 9 杯水。換言之，飲幾多水無絕對準則。另外，除了體重之外，飲水亦要考慮運動量與生活環境等因素，因人而異——當然你只喝一兩杯 250 毫升的水真是太少了吧？

如果怕飲水無味，我們也可以從其他飲品攝取水份，例如牛奶、湯水等，但要注意這些飲品的卡路里、脂肪與糖分等，以免因此致肥。

講開那幾位女同學，有人真的因為每天上班太忙只能坐在電腦前而喝不夠水。為了解決尿道炎問題（除了食藥），她在枱頭放了一枝 1.5 公升的水，每日堅持喝完才下班，或者這是值得參考、改變飲水習慣的方法吧。

參考資料：

1. Wachtel-Galor, S. & Benzie, I.F.F. (28 March 2011). Herbal Medicine: Biomolecular and Clinical Aspects. 2nd edition. Ch. 6. CRC Press/Taylor & Francis.

2. Raz, R., Chazan, B. & Dan, M. (2004). Cranberry Juice and Urinary Tract Infection. Clinical Infectious Diseases Volume 38, Issue 10, 15 May 2004, Pages 1413–1419. doi: 10.1086/386328

3. Maki, K.C., Kaspar, K.L., Khoo, C. & et al. (2016). Consumption of a cranberry juice beverage lowered the number of clinical urinary tract infection episodes in women with a recent history of urinary tract infection. Am J Clin Nutr 103(6), 1434-1442. doi: 10.3945/ ajcn.116.130542

4. Jepson, R.G., Williams, G., Craig, J.C. (2012). Cranberries for preventing urinary tract infections. Cochrane Database of Systematic Reviews 2012 Issue 10. DOI: 10.1002/14651858.CD001321.pub5

5. Katan, M.B. (2007). Does Industry Sponsorship Undermine the Integrity of Nutrition Research?. PLoS Med 4(1): e6. doi:10.1371/journal.pmed.0040006

6. Juthani-Mehta, M., Van Ness, P.H., Bianco, L. & et al. (2016). Effect of Cranberry Capsules on Bacteriuria Plus Pyuria Among Older Women in Nursing Homes. JAMA 2016;316(18):1879-1887. doi:10.1001/ jama.2016.16141

7. Nicolle, L.E. (2016). Cranberry for Prevention of Urinary Tract Infection? Time to Move On. JAMA 2016;316(18):1873-1874. doi:10.1001/jama.2016.16140

8. Al-Badr, A., & Al-Shaikh, G. (2013). Recurrent Urinary Tract Infections Management in Women: A review. Sultan Qaboos University Medical Journal, 13(3), 359–367.

9. EFSA Panel on Dietetic Products, Nutrition and Allergies. (2011). Scientific Opinion on the substantiation of health claims related to proanthocyanidins from cranberry (Vaccinium macrocarpon Aiton) fruit and defence against bacterial pathogens in the lower urinary tract (ID 1841, 2153, 2770, 3328), "powerful protectors of our gums" (ID 1365), and "heart health" (ID 2499) pursuant to Article 13(1) of Regulation (EC) No 1924/2006. Retrieved from https://efsa.onlinelibrary.wiley.com/doi/epdf/10.2903/ j.efsa.2011.2215

10. Paeng, C.H., Sprague, M. & Jackevicius, C.A. (2007). Interaction between warfarin and cranberry juice. Clin Ther. 2007 Aug;29(8):1730-5

11. Hooton, T.M., Vecchio, M., Iroz, A. & et al. (2018). Effect of Increased Daily Water Intake in Premenopausal Women With Recurrent Urinary Tract Infections: A Randomized Clinical Trial. JAMA Intern Med. Published online October 1, 2018. doi:10.1001/jamainternmed.2018.4204 https://jamanetwork.com/ journals/jamainternalmedicine/fullarticle/2705079

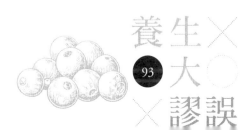

養生大謬誤

93

2.6 藍莓神話
只是市場推廣功勞

或者你都有聽過吃藍莓可改善記憶、護眼、抗抑鬱、抗衰老等等無數個益處,當中最核心的成份是花青素 (anthocyanin) 這種抗氧化物 (antioxidant),商家總會暗示你不吃抗氧化物就會好易不健康。

的確過去有很多研究都發現藍莓有很多神奇益處,例如在老鼠實驗中,服用藍莓兩個月的老鼠有更好的記憶,比對照組更快完成迷宮,其在木條上的平衡力也較高[1]。當研究團隊將老鼠頭顱剖開發現,食用藍莓的老鼠腦內多個部份都有藍色的花青素。有研究又指癡肥人士連續八周每日食用可降血壓[2]、兒童吃完藍莓後的認知測試有更高分數[3];此外小型測試中,飲用藍莓汁的人聲稱抑鬱症狀減少,且改善血糖水平與記字率[4]。

問題是,will it be too good to be true? 到底甚麼是抗氧化物?吃藍莓、藍莓產品又是否真的有上述益處?

破解藍莓的宣傳手法

對比起其他現今水果,原產於北美與東亞地區的藍莓被人類人工培植的歷史較短。在 1911 年,美國農業部 (USDA) 植物學家 Frederick Coville 首度發現藍莓於酸性泥土生長後,人類才逐步嘗試將之人工培植。

最初並無人聽聞過藍莓特別有益，甚至應該說沒太多人知道甚麼是藍莓。直到1996年，波士頓塔夫茲大學與USDA合作的人類營養衰老研究中心，有團隊以當時全新的氧化自由基吸收能力測試（oxygen-radical absorbance capacity test），辨別多種不同蔬果的抗氧化物含量，水果方面是藍莓抗氧化物含量最高，而蔬菜中含量最高的則是菠菜。

當年發現藍莓含最多抗氧化物的神經科學家James Joseph，其後也作出更多動物實驗，並首度發現藍莓可改善年老動物的記憶。他在其200年著作中直言：「我們的研究保證藍莓能在人類有同樣效果嗎？當然不是，但我也不會等待證據到來。既然這樣可口，我已不斷食藍莓，再者與一些廣泛吹捧的抗衰老療法如生長激素注射相比，藍莓相當安全。」

在2010年，Joseph以不算高齡的66歲突然辭世，遺孀並無對外公佈其死因，但至少可肯定藍莓並無助他延年益壽。

話說回頭，即使當年Joseph找到藍莓是抗氧化物含量最高的水果，也要有伯樂才能將藍莓發揚光大。原來，那個「伯樂」叫 John Sauve。

John Sauve無科學背景，只是個市場推廣專家，在1993-2004年出任北美野生藍莓協會行政總監，近年他除了創辦Food and Wellness Group 這家市場推廣公司外，亦是Artemis國際的副總裁，前者為不同公司提供水果的宣傳策略，後者則為專門售賣各種莓類與莓類相關產品的公司。

當年Joseph的研究一出，Sauve閱覽過後已覺得驚為天人。他曾在《大西洋雜誌》的訪問中指，他與Joseph會面時基本上一句理論都聽不懂，只知道「抗氧化物」仍未成為家傳戶曉的詞語，加以利用將會是一個賺錢好機會。此後，他與藍莓業界開始大力資助塔夫茲大學與其他機構進行相關研究，以更了解藍莓的好處。

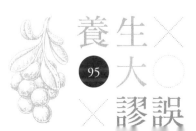

養生大謬誤

而亦因為90年代中後期,越來越多研究發現藍莓的抗氧化物有多種神奇效用,藍莓業根本不需花太多的金錢於廣告上,到1999年已有海量國際性傳媒報道藍莓功效。

藍莓業界在1996年全年只售出200萬磅藍莓,至1999年銷售量已上升至3,000萬磅,到現在甚至是 15億磅。Sauve指,銷量暴升是拜「抗氧化物含量最高」這個故事所賜,增加了大眾對藍莓的觀感;由始至終藍莓都未有任何營養上的改變。他又憶述,在1997年一次市場研究中,曾有參與者質疑:「對抗氧氣的東西會對你有益嗎?」

自由基的好與壞

要說抗氧化物,必須由自由基 (free radical) 說起。自由基因為有不成對的電子,是不穩定的原素(或原素組合),會將身體細胞氧化,導致組織或細胞中,自由基 / 抗氧化物比值不平衡,造成氧化應激 (oxidative stress) 這種被認定為與心臟病、癌症以及糖尿病有關的化學反應。

不過,很多研究已指自由基對我們的健康是必須的。

因為自由基能在細胞間傳遞份子訊號,調控細胞的生長;如果沒有它們,細胞的生長就會不受控制——簡單點來說就是癌細胞病變。自由基亦是免疫系統的重要一員:巨噬細胞與淋巴細胞會將入侵人體的病源困著,然後自由基就是「殺手」,將這些病原肢解消滅。如果我們強行服用大量抗氧化物,根本就是打殘自己的免疫系統。

至於抗氧化物則能減緩或防止氧化作用的分子,最常見於人體的抗氧化物是我們自身製造的尿酸 (uric acid) 和穀胱甘肽 (glutathione),還有維他命 A, C, E。這些抗氧化物亦常見於普通食物之中。

抗氧化物對於如癌症、冠心病甚至高原反應的預防作用,已經得到研究肯定。但此前已有研究顯示大量服用抗氧化物會使罹患某些疾病的相對

風險上升 1-5%[5]。而抗氧化物作為一種
補充劑（非天然食物），亦已證明並
無任何效用[6]。

實驗心理學家 Barbara Shukitt-
Hale 與實驗室鄰居 Joseph「共事」
近 20 年，自 Joseph 團隊在 1996
年發表藍莓抗氧化物研究後，
她受啟發研究藍莓對神經系統的影
響。她指出，藍莓除了有抗氧化能力外，亦可
能有抗炎功效；她的研究也發現藍莓對腦部有直接益
處，增加突觸可塑性（Synaptic plasticity）改善神經之間的溝通，同時
可幫助新的神經原形成。Shukitt-Hal 團隊最新刊於《歐洲營養學雜誌》
的研究[7]顯示，藍莓可改善長者的認知能力，不過這個結果只在人疲勞
時出現。

最大問題是，雖然花青素在體外實驗中顯示有抗氧化作用，但當以水果
方式被服用後卻無類似效果[8][9]——就算有，可能只有不足 5% 花青素被
人體吸收應用，而且非常快就被排出體外[10]。

至於當進食有豐富花青素食物後，血液中抗氧化物含量上升的情況，極
有可能是因為當中的類黃酮（flavonoid）被代謝成尿酸引起[11]。近年的研
究顯示，單靠服食花青素，是無法降低人類患任何疾病的風險[12]。

事實上，Shukitt-Hale 認為藍莓有其他成份幫助將上述益處帶出來，只
是現時未有實質科學證據可以將理論解釋之。她自己也不主張服用個別
抗氧化物，她在《大西洋雜誌》的訪問中舉例指，她的團隊曾在另一種含
高抗氧化物的核桃，抽取各種影響細胞代謝率的成份，將之注入到細胞
中觀察，發現在某一劑量下，所有成份都變得對細胞有毒。

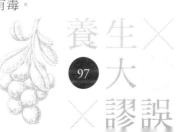

97

養生大謬誤

不過當團隊使用核桃提鍊的油注入細胞時，即使到達個別成份的「有毒劑量」時，細胞仍無出現壞影響，可見天然完整食物（whole food）有其獨特之處，只攝取個別成份絕對不會令你特別健康。

那到底藍莓有甚麼神奇之處？

Shukitt-Hale 竟然不認為藍莓特別神奇。她指，雖然藍莓是其中一種營養豐富的水果，未必等於藍莓特別健康，這只是因為多人研究藍莓。她更形容如果有人研究其他生果如桃，可能都會發現類似成份。重點是，食大量不同種類蔬果才會令人身體健康。

在最初的研究中菠菜也同樣被發現有很高抗氧化物含量，為何到現在都未聽到有「菠菜素」、「菠菜精華」這些補充劑推出市面呢？從藍莓這個故事可以看到，業界宣傳經常影響著大眾，不斷灌輸食某種東西或某成份會特別好的觀感，事實絕非如此，我們只是被牽著鼻子走，一窩蜂去盲信商家的說話。

雖然藍莓多吃沒甚麼大問題，但中文大學眼科及視覺科學系教授譚智勇曾在2008年的消委會調查中提醒，但藍莓可增加出血風險，服用薄血丸或接受肝素治療的病人，應避免服用藍莓提取物；而服食藍莓提取物也可能影響血液凝固能力，增加中風風險。同一年消委會也指，藍莓（或山桑子）產品可護眼和改善視力的聲稱缺乏科學證據支持。

中國人有句說話講得好：物極必反，這也是要健康的至理明言。想護眼亦可從個人衛生做起，每天清早用清潔毛巾將眼睛的污垢抹掉，以保持眼瞼衛生，預防眼瞼發炎或瞼腺炎（俗稱「眼挑針」）等毛病。另外，要有充足睡眠，減少眼睛疲勞，使眼睛有充份的休息。

參考資料：

1. Shukitt-Hale, B., Bielinski, D.F., Lai, F.C. & et al. (2015). The beneficial effects of berries on cognition, motor behaviour and neuronal function in ageing. Br J Nutr. 2015 Nov 28;114(10):1542-9. doi: 10.1017/S000711451500345

2. Basu, A., Du, M., Leyva, M.J. & et al. (2010). Blueberries decrease cardiovascular risk factors in obese men and women with metabolic syndrome. J Nutr. 2010 Sep;140(9):1582-7. doi: 10.3945/jn.110.124701

3. Whyte, A.R., Schafer, G. & Williams, C.M. (2016). Cognitive effects following acute wild blueberry supplementation in 7- to 10-year-old children. Eur J Nutr. 2016 Sep;55(6):2151-62. doi: 10.1007/s00394-015-1029-4

4. Krikorian, R., Shidler, M.D., Nash, T.A. & et al. (2010). Blueberry supplementation improves memory in older adults. J Agric Food Chem. 2010 Apr 14;58(7):3996-4000. doi: 10.1021/jf9029332

5. Bjelakovic, G., Nikolova, D., Gluud, L.L., & et al. (2007). Mortality in Randomized Trials of Antioxidant Supplements for Primary and Secondary Prevention Systematic Review and Meta-analysis. JAMA. 2007;297(8):842-857. doi:10.1001/jama.297.8.842

6. The Heart Outcomes Prevention Evaluation Study Investigators. (2010). Vitamin E Supplementation and Cardiovascular Events in High-Risk Patients. N Engl J Med 2000; 342:154-160. DOI:10.1056/NEJM200001203420302

7. Miller, M.G., Hamilton, D.A., Joseph, J.A.& Shukitt-Hale, B. (2018). Dietary blueberry improves cognition among older adults in a randomized, double-blind, placebo-controlled trial. Eur J Nutr. 2018 Apr;57(3):1169-1180. doi: 10.1007/s00394-017-1400-8

8. Williams, R.J., Spencer, J.P.E. & Rice-Evans, C. (2004). Flavonoids: antioxidants or signalling molecules?. Free Radic Biol Med. 2004 Apr 1;36(7):839-849. doi: 10.1016/j.freeradbiomed.2004.01.001

9. EFSA. (2010). Scientific Opinion on the substantiation of health claims related to various food(s)/food constituent(s) and protection of cells from premature aging, antioxidant activity, antioxidant content and antioxidant properties, and protection of DNA, proteins and lipids from oxidative damage pursuant to Article 13(1) of Regulation (EC) No1924/2006. EFSA Journal 2010 Feb;Vol 8(2):1489. doi: 10.2903/j.efsa.2010.1489

10. Lotito, S.B. & Frei, B. Consumption of flavonoid-rich foods and increased plasma antioxidant capacity in humans: cause, consequence, or epiphenomenon?. Free Radic Biol Med. 2006 Dec 15;41(12):1727-46. doi: 10.1016/j.freeradbiomed.2006.04.033

11. Kay, C.D., Pereira-Caro, G., Ludwig, I.A. & et al. (2017). Anthocyanins and Flavanones Are More Bioavailable than Previously Perceived: A Review of Recent Evidence. Annual Review of Food Science and Technology. 8: 155–180. doi:10.1146/annurev-food-030216-025636

12. Linus Pauling Institute. (2016). Flavonoids: Disease prevention. Oregon State University. Retrieved from https://bit.ly/2Rhgp27

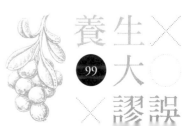

2.7 三文魚 充滿大腸桿菌？

多年來，網上都不斷流傳著食家蔡瀾先生不吃三文魚的說法，指當中有大量的寄生蟲，2016年港大傳染病學教授袁國勇亦在 iMoney 雜誌的訪問中指，三文魚有數百萬個大腸桿菌，「進食生的三文魚好似食屎咁」，令很多人對三文魚以至其他刺身敬而遠之。

無可否認，生吃淡水魚是非常危險，隨時吃了肝吸蟲也不知道，所以請大家切勿模仿肥媽等人去大灣區吃鯇魚魚生。而三文魚本身也是咸淡水都可生存的魚類，有機會附帶寄生蟲，蔡先生過去的言論（如果真有其事）相當合理。但現時很多地方包括挪威的三文魚已為養植品種，漁農會確保環境中無污染因此很難會附有寄生蟲[1]，大家其實可安全食用三文魚刺身。

不過，袁教授的說法，令小肥波有點意外。

大腸桿菌等於糞？

我們每天平均從糞便中會排出1011－1013個大腸桿菌，而據食物及環境衞生局指引，任何即食物多於每克 100個大腸桿菌就不合乎安全標準，加上傳媒又喜用「糞菌」形容大腸桿菌，袁教授所言，如果塊三文

神奇食品

第2章 都市神話

魚刺身有過百萬大腸桿菌確實遠
超標準，不吃又非常有道理。

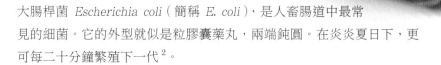

然而，我們要搞清楚的是，到
底大腸桿菌是甚麼？

大腸桿菌 *Escherichia coli*（簡稱 *E. coli*），是人畜腸道中最常
見的細菌。它的外型就似是粒膠囊藥丸，兩端鈍圓。在炎炎夏日下，更
可每二十分鐘繁殖下一代[2]。

其實，人體存在各式細菌，形成共生關係。2013年的研究已指，人體
正常菌落大約有500-1000種[3]，口腔、咽喉、皮膚……總之你的身上每
處也有細菌，其中又以大腸的數量最多。大腸除了大腸桿菌及相近的腸
內桿菌科外，還有一些厭氧菌及少量乳酸菌等。在正常情況下，除某些
大腸桿菌菌型能引起腹瀉外，腸道中的大腸桿菌對人體無害，與人類和
其他體內細菌達成平衡狀態、融洽相處，甚至能幫助人體合成維生素B
和K、阻擋病菌的侵襲。

故此，訪問用上「港人最愛三文魚魚生，有無想過三文魚生內的菌，其
實如糞便一樣多？」作標題根本就是誤導——除非你在實驗室人工製造
無菌室，否則所有事物皆有菌。另外，文章是講畜牧業使用抗生素的惡
性循環，編輯 out of context 將「三文魚好似食屎」變成文章要點，就
是淪落成為內容農場的行徑。

那麼為何我們會用大腸桿菌作標準呢？正如之前所說，糞便中存在極多
的大腸桿菌。故此，在水淨化和污水處理界別，大腸桿菌就常被用來檢
查水源是否被污染。大腸桿菌作為糞便污染的指示物，加上其繁殖力

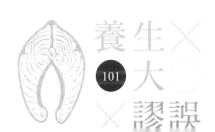

養生×大×謬誤

強，很容易就產生誤導性的結論；其他環境如造紙廠中，大腸桿菌實際上也可大量存在。

袁教授的言論很易令人誤會三文魚本身或其他日式刺身就如屎一般不能進食。但近年歐美也爆發過大腸桿菌疫情（詳看〈有機有機鹽是無中生有〉），其源頭往往是「更健康」的有機芽菜、青瓜、沙律生菜等的蔬菜。所以根本不是生的三文魚有問題，而是所有生的食物都有其風險，如果大家這麼怕糞菌，就不應吃沙律了。

畢竟三文魚是大家日常的食物，明顯不是高危食品，作為公眾人物，袁教授不該引起不必要的恐慌，亂嚇嚇人。很多日常食物，如高檔法國芝士，都有致病大腸桿菌感染的危險[4]，難道我們又不吃嗎？要記住世上沒有絕對安全的食物，正如飲水太多也會中毒，三文魚刺身如是。

其實，如果吃下肚的致病性大腸桿菌數量不多，通常胃酸就能殺死細菌。人之所以出現症狀，就是與其從受污染食物食用較多致病性大腸桿菌有關。大家切勿驚慌自己吃了屎。當然，要預防感染致病性大腸桿菌，最好還是將食物徹底清洗，將之煮到熟透才吃，就會安全得多。

參考資料：

1. EFSA. (2010). Scientific Opinion on risk assessment of parasites in fishery products. Retrieved from http://www.efsa.europa.eu/en/efsajournal/pub/1543

2. Fossum, S., Crooke, E. & Skarstad, K. (2007). Organization of sister origins and replisomes during multiforkDNAreplication in Escherichia coli. EMBO J. 2007 Oct 31; 26(21): 4514–4522. doi: 10.1038/sj.emboj.7601871

3. Sommer, F. & Bäckhed, F. (2013). The gut microbiota--masters of host development and physiology. Nat Rev Microbiol. 2013 Apr;11(4):227-38. doi: 10.1038/nrmicro2974

4. FoodSafety. (n.d.). E. coli. Retrieved from https://www.foodsafety.gov/poisoning/causes/bacteriaviruses/ecoli/

2.8
蔬果汁斷食
危害健康

隨便 google 一下「斷食」，五花八門的減肥、解毒大法盡收眼簾，有很多更是女星、網絡名人親身試範，「證明」方法有效。近年其中一種風摩全球的正是果汁斷食法，使用者包括美國名模 Miranda Kerr 及影星 Jessica Alba，在為期 3-60 日不等的時間，每日只喝蔬果汁用以清除體內毒素。蘋果日報記者甚至曾親身示範，聲稱可減最多 5 吋腰圍、減 1.1 公斤體重。

不少美容公司與健身室，也順便賣一樽幾十大元的蔬果汁，好像要健康就要大灑金錢。不過，齋飲果汁會否有潛在危險？要清除的毒素又是甚麼來？

明星效應的減肥法

根據 2010 年《紐約時報》報道，近年的排毒 (detox) 風氣可追溯至 1990 年代。當時作家 Peter Glickman 重新包裝 1976 年由 Stanley Burroughs 創造的 Master Cleanse 飲食法，主要以飲用檸檬汁、牛角椒、楓糖漿溝成的飲品十日，淨化身體毒素、令其自我復原，達致減肥。Beyoncé、Lared Leto 等明星也聲稱 Master Cleanse 幫助她們恢復活力，而且減掉多餘脂肪。

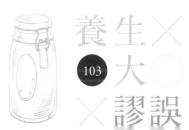

而毒素（Toxin）確實存在，醫學界將之定義為「進入身體後造成破壞的物質」如鉛、殺蟲劑或抗凍劑等物質，又或一些大量攝取造成影響的酒精、藥物等，通常身體主要透過肝與腎，將這些毒素處理，並透過大小便排走消素。不過，到底蔬果汁可以怎樣清除「毒素」，推崇者從來無交代亦不能解釋之，過去亦無足夠科學證據指，蔬果汁或其他食品能有移除「毒素」的效用，令原本健康的身體運作得更暢順——當然，這不代表飲用含豐富維他命的蔬果汁無助改善健康。

英國艾克斯特大學輔助醫學學系名譽教授Edzard Ernst 曾在《衛報》指出，排毒有兩種，第一種是醫學療程，幫助毒品上癮人士戒除毒癮，這些人往往因為毒品而生命受到威脅。另一種正是潮流普及的食療法，「排毒」是被商家騎劫的市場推廣用語。他更直言，如果身體累積了過多所謂「毒素」不能排出，你一是病入膏肓，一是死了，不需飲用蔬果汁。

亦有一些人聲稱蔬果汁斷食法，可讓胃部休息。沒錯，蔬果被打成汁液是較易消化與被吸收，但為何胃部要休息呢？胃本身就是為消化而出現的器官啊！如果是清腸胃就等於排毒，是無視了肝這個身體最大垃圾處理場。其他流質食品如粥也應有同樣效果，但從來無出現食粥斷食法。

多吃蔬果的確更健康，香港衛生署亦跟從世衛建議，提醒大家每日進食最少兩份（一份約80克）水果和三份蔬菜，以改善健康狀況及減低患上慢性疾病的機會。然而，大家亦應留意蔬菜不煮熟，有機會附有病原體，尤其所謂更健康的有機種植蔬菜，近年已造成多次食物中毒，我在第一章也提過。

蔬果汁的「危害」

蔬果汁以榨汁還是攪拌方式準備也有明顯差異，前者會將絕大部份纖維去掉，後者則因將蔬果切開倒入攪拌機中，部份纖維仍被保留。現時也無證據顯示飲果汁比吃整個果實更健康，例如吃橙總比喝橙汁好，因為會吃到更多白色的囊，當中含類黃酮 (flavonoid)，這種成份可能有改善血管、抗發炎等效用。

的確有研究[1]曾顯示，飲用蔬果汁3日足以大幅改變腸胃微生物群落組合，達到減肥、改善血脂情況，其效果更可持續至兩星期後，但留意的是參與研究的志願者本身每日就吃不夠3份蔬果，喝回足夠的蔬果量變得較為健康，是正常不過之事。還記得文首的兩位蘋果記者嗎？兩個都聲稱自己本身飲食多肉少菜，並不健康，其中一位更被發現是輕度病態性肥胖。在幾天內只喝蔬果汁、限制飲食量底下體重自然有明顯反應！

更重要是，蔬果普遍含大量鉀與果糖，蔬果打成汁後令人體更易吸收這些成份，前者過多可能會影響鉀的吸收，破壞體液與血液的電解質平衡，引致頭暈、疲勞感等問題[2]；蔬果汁中的大量果糖亦會令血糖水平快速飆升，對糖尿病患者來說是非常危險，令人更易口渴，傷口也會減

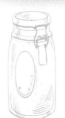

養生大謬誤

慢癒合。另外，由於腎是過濾體內水份的器官，突如其來地使用蔬果汁減肥排毒，會加重腎負擔，美國國家腎臟基金會也提醒腎臟功能有問題的人士，應盡量避免類似食療[3]。

除此之外，蔬果無法提供一個成人足夠的蛋白質與脂肪。蛋白質對身體製造新組織非常重要，而沒有足夠的脂肪會令你的頭髮與皮膚變差，脂溶性的維他命A、D、E、K也必須要跟有油質或脂肪的食物一起食用，否則難以被吸收。所以長期只飲用蔬果汁，會對身體造成一定影響，無一個醫生會建議你去選擇這種極端飲食方法。

部份人甚至指蔬果汁斷食法可抗癌，因為當中有很多抗氧化物。不過，美國癌症協會已強調[4]任何斷食法都無實際證據證明可醫治癌症，如患癌更應均衡飲食，減低化療對自身的影響。

香港與很多大都市一樣，衣食豐足，很多時並非缺乏某一種營養，反而是吃得太多，令自己滿肚腸肥；斷食一兩日對健康未必有太大影響，但可以肯定的是，如果不改善原有生活習慣，體重很快打回原型，不如認真點遠離 comfort zone，吃得清淡點，減吃肉多吃菜，對身體對地球也有好處！

參考資料：

1. Henning, S.M., Yang, J.P., Shao, P. & et al. (2017). Health benefit of vegetable/fruit juice-based diet: Role of microbiome. Sci Rep. 2017; 7: 2167 published online 2017 May19. doi: 10.1038/s41598-017-02200-6

2. Weaver, C.M. (2013). Potassium and Health. Advances in Nutrition, Volume 4, Issue 3, 1 May 2013, Pages 368S–377S. doi: 10.3945/an.112.003533

3. Ulerich, L. (n.d.). To Juice or Not to Juice?. National Kidney Foundation. Retrieved from https://www.kidney.org/content/juice-or-not-juice

4. American Cancer Society. (n.d.). Complementary and Alternative Medicine. Retrieved from https://www.cancer.org/treatment/treatments-and-side-effects/complementary-and-alternative-medicine.html

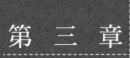

第 三 章

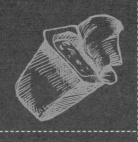

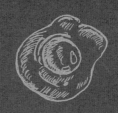

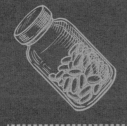

保健品

人體吸收
程度最關鍵

魚油丸
未證其效先見其害

香港人最耳熟能詳的膳食補充劑，除了維他命外，肯定就是魚油，而魚油產品在 2000 年之後的銷售，的確以幾何級暴漲。商家聲稱魚油內含 Omega-3 脂肪酸，對預防心臟病、類風濕性關節炎 (Rheumatoid arthritis)，甚至腦退化尤為有效。

但你不知道的是，魚油丸的所謂功效從來未被證實過，尤其消委會發現，本港市面出售的魚油丸，部分可能含超標的重金屬，越吃越壞腦。

愛斯基摩人　少患心臟病

那「魚油 — Omega-3 神話」從何而來？小肥波帶你回到上世紀七十年代。

話說，兩位丹麥科學家 Hans Olaf Bang 與 Jorn Dyerberg 在六十年代末到格陵蘭西北偏遠村莊考察，了解愛斯基摩人的飲食習慣。當時的人都認為飲食中有大量動物脂肪的話，很容易令人患上心臟病。不過，Hans 與 Jorn 卻發現，即使愛斯基摩人進食大量鯨魚、海獅等高脂肪漁獲，他們的血液樣本中的心臟病指標，膽固醇和三酸甘油脂 (triglyceride) 水平都很低——而愛斯基摩人又確實只有極少數人患心臟病。

經過一輪抽絲剝繭，Hans 與 Jorn 最終假設[1]魚油中的 Omega-3 脂肪酸是愛斯基摩人心臟病病患率偏低的原因。

Omega-3 脂肪酸是種不飽和脂肪酸，主要分為三種：α 亞麻酸（α-Linolenic acid）、二十碳五烯酸（Eicosapentaenoic acid）與二十二碳六烯酸（Docosahexaenoic Acid）。用耳熟能詳的人話來說，分別就是 ALA, EPA 與 DHA。當人體吸收魚油的 Omega-3 後，這些成份會於腸腔中被水解，產生單甘油酯和游離脂肪酸，然後會混合膽鹽被人體吸收，其吸收率亦與其他油份一樣約為95%，並經淋巴系統進入血管，再被帶到其他器官進行氧化、代謝或儲存在脂肪組織中。

由於人類無法由零開始合成 Omega-3 脂肪酸，維持細胞膜結構，所以必須攝取 ALA 合成更長碳鏈的 EPA 及 DHA，以製造 Omega-3 脂肪酸；大腦、神經元與視網膜中的不飽和脂肪酸，很大部份都是 DHA，故 DHA 被認為是對兒童腦部與眼睛發展重要的養份。

說回 Hans 與 Jorn 的研究，最初並無引起太多人的注意，直至1989年，英國一份報告深入調查[2]超過2,000名患心臟病的威爾斯人，其中一組參與研究的志願者被要求每周吃兩到三份含高脂肪的魚，而該組實驗兩年後的死亡率比正常低29%。深海魚油與 Omega-3 脂肪酸開始被奉若神明，各廠商也大量生產魚油產品。

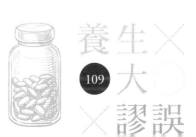

養生 × 大 × 謬誤

而美國心臟病協會（AHA）在2002年突然發出聲明[3]，指在流行病學與臨床測試下，Omega-3脂肪酸能減低患心臟病的機會，千禧年後的魚油產品銷售，因而以幾何級暴漲。據估計，魚油產品市場在2022年前的銷售額將會高達近40.1億美元[4]。

最新研究：魚油無助健康

那神話如何露出破綻？在2003年，部份曾參與89年英國研究的學者作出後續研究[5]，他們訪問3,000名有心絞痛（angina）的威爾斯人，並將他們分成三批人：一批被要求進食魚油丸、一批多吃高脂肪的魚，最後一批則飲食如常。研究人員最終卻發現，食得魚多的人會較早因心臟問題而死，而食魚油丸的一組更是重災區。

在2014年，Andrew Grey 與 Mark Bolland 發表報告[6]，重新評檢 2005-2012年有關魚油的研究。結果更出乎意料之外——24份研究中22份都顯示魚油無助健康，他們又指即使有作用，或只是極度輕微，無法被檢測。兩位學者更在報告中如此寫道：「大量證據顯示，這些補充劑對一系列聲稱能達到的健康效果毫無作用。」

另一方面，科學家又認為之前的魚油研究只針對有心臟病病史的人，他們在服用降血脂藥、薄血丸等多種藥物之下進行測試，有機會影響結果，使魚油成為保健良品。更重要是，到底要食多少Omega-3脂肪酸才有所謂健康好處，一直未被學界定義。

DHA 有助兒童智力發展？

2017年更有一份追蹤新生嬰長達7年的研究[7]發現，母親在懷孕後半段時間，每日服用含800毫克 DHA的補充劑，對兒童的智力、語言發展

無明顯幫助，只對其知覺推理（Perceptual Reasoning）稍有幫助，攝取DHA的一組母親甚至報稱，他們的孩子較其他兒童有更多行為問題，但經檢查後 DHA 一組的兒童並無神經發展異常。到底是怪獸家長反應過大還是 DHA 作怪，我們還要拭目以待。

另一份同期刊出的審視研究[8]，同樣發現加入 DHA 的配方奶粉與改善嬰孩腦部發展，無清晰關係。事實上，DHA 亦是 2002 年美國食品藥品監督管理局（FDA）批准加入配方奶粉，才成為「必須」奶粉成份。到底DHA 對孩童「變得更聰明」有甚麼作用，到現在學界也未有一致定論，可是執輸行頭慘過敗家的心態在哪裡都有，結果除了母乳外，新生嬰兒只能硬食DHA奶粉。

吃脂肪豐富魚　比單吃魚油丸更健康

東英格蘭大學的研究團隊在 2018 年 7 月則再度進行文獻回顧[9]，審視了79 個，涉及超過 11.2 萬人的研究，這些參與者會被隨機分成增加攝取Omega-3 脂肪酸，以及維持原本飲食中的脂肪量達一年，然後再被評估心臟病與血液循環的健康。

結果發現，兩組人的死亡率無明顯差別——每日吃 Omega-3 脂肪酸的為9%、控制組則為8.8%；同時，兩組人患心臟病與中風風險亦非常接近，顯示魚油丸中的主要成份Omega-3脂肪酸對心臟健康無大幫助，亦無法減低因患任何疾病而早死之風險，建議各位無謂浪費金錢購買昂貴的相關健康產品。

領導研究的營養學家Lee Hooper 當時向《泰晤士報》表示，在飲食中包括含豐富脂肪的魚類，例如三文魚、黃花魚與銀鱈魚，比單吃魚油丸來

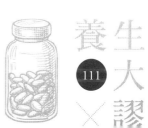

養生大謬誤

得更健康，因為你所進食的魚類並不只含Omega-3脂肪酸這麼簡單，當中亦有大量蛋白質、鐵、硒、維他命D等重要微量礦物質。另外，Hooper強調，雖然研究發現油菜籽、核桃都能找到的ALA，可能稍對心血管健康有幫助，但效果非常小，不應特別大量進食。

除了預防心臟病外，魚肝油更被指能預防多種癌症如乳癌、結腸直腸癌，又可以改善腦退化、類風濕性關節炎情況，但根據美國國立衛生研究院，這些說法都未有強烈證據證明之，將魚肝油當為萬能良藥，是不太理智的做法。

魚油丸或含超標重金屬

奇就奇在，明明科學未有實證指魚油對人體有好處，為何魚油丸會這樣受歡迎？

先說AHA亂來的聲明：其中一名編撰者Bill Harris曾向華盛頓郵報承認，當年眼見魚油對健康無壞影響，認為就算刊出「魚油有益」也無關痛癢，但協會此後並無再因為新的研究推翻舊有假說而更改建議。

很多時，普羅大眾不會主動更新科學資訊等的問題，更重要是當新的研究否定了假說後，仍然有人或傳媒引用

舊研究，就如「吃一包即食麵就需要肝臟解毒32天」此等似是而非的偽科學資訊一樣，良久陰魂不息。

同時，在健康食品廠商的大力宣傳，人們自然對Omega-3、DHA、AHA等耳熟卻不能詳的科學名稱「入晒腦」，以為不吃就會死得快，結果越食越依賴。

雖然，缺乏Omega-3脂肪酸會造成皮膚乾燥甚至皮膚炎，但在已發展國家如美國，絕少人會出現過Omega-3脂肪酸缺乏問題；而人體在營養缺乏或減肥期間限制脂肪攝取時，自然會從脂肪組織儲備中釋放必需脂肪酸。所以，普通人根本無須特別買魚油丸(或近年新興的磷蝦油丸)保健，增加攝取Omega-3脂肪酸。

尤其香港市面上的魚油丸可能含超標的重金屬，越吃越壞腦！2008年香港消委會就測試過市面的魚油丸，發現當中含殺蟲劑、砷及近年人人都驚的鉛，而且聲稱有的「有效成份」差天共地，建議少吃為妙，否則真的鉛中毒，議員幫你驗血都無用。

正如 Hooper 所説，吃得健康更重要，又哪需這些補充劑呢？而保健品廣告更無孔不入，大家應小心留意，不要隨便相信媒體或網上言論。

如果你覺得自己要補充 DHA，那答案很簡單：多吃海產。不過，香港人喜愛吃海鮮的程度，已是全球首屈一指，根本不需擔心 DHA 不足，反而要留意自己吃海產後會否出現過敏症狀、深海魚類重金屬含量，以及海產的塑膠含量。

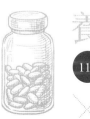

113

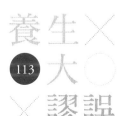

參考資料：

1. Bang, H.O., Dyerberg, J. & et al. (1971). Plasma Lipid and Lipoprotein Pattern in Greenlandic West-coast Eskimo. The Lancet 297(7710), pp.1143-1146. DOI: http://dx.doi.org/10.1016/S0140-6736(71)91658-8

2. Burr, M.L., Gilbert, J.F. & et al. (1989). Effects of Changes in Fat, Fish, and Fibre Intakes on Death and Myocardial Reinfarction: Diet and Reinfarction Trial (DART). The Lancet 334(8666), pp.757-761. DOI: http://dx.doi.org/10.1016/S0140-6736(89)90828-3

3. Chengot, T.M., Marzo, K. & Goldstein, D.A. (2009). Abstract 1359: Is Fish Consumption Adequate to Reach AHA Goals in Clinical Practice? Circulation. 2018;120:S487. Retrieved from https://www.ahajournals.org/doi/abs/10.1161/circ.120.suppl_18.S487-b

4. PR Newswire. (24 September 2018). Fish Oil Market to Grow Rapidly Owing to Rising Aquaculture Activities Globally Till 2022 | Million Insights. Retrieved from https://read.bi/2DkG8Us

5. Burr, M.L., Ashfield-Watt, P.A. & et al. (2003). Lack of benefit of dietary advice to men with angina: results of a controlled trial. European Journal of Clinical Nutrition 57(2), pp.193-200. Retrieved from http://www.ncbi.nlm.nih.gov/pubmed/12571649

6. Grey, A. & Bolland, M. (2014). Clinical Trial Evidence and Use of Fish Oil Supplements. JAMA Inter Med. 2014; 174(3): 460-462. doi:10.1001/jamainternmed.2013.12765

7. Gould, J.F., Treyvaud, K., Yelland, L.N. & et al. (2017). Seven-Year Follow-up of Children Born to Women in a Randomized Trial of Prenatal DHA Supplementation. JAMA. 2017;317(11):1173-1175. doi:10.1001/jama.2016.21303

8. Jasani, B., Simmer, K., Patole, S.K. & Rao, S.C. (2017). Long chain polyunsaturated fatty acid supplementation in infants born at term. Cochrane Database of Systematic Reviews 2017, Issue 3. DOI: 10.1002/14651858.CD000376.pub4

9. Abdelhamid, A.S., Brown, T.J., Brainard, J.S. & et al. (2018). Omega-3 fatty acids for the primary and secondary prevention of cardiovascular disease. Cochrane Database of Systematic Reviews 2018, Issue 7. Art. No.: CD003177. DOI: 10.1002/14651858.CD003177.pub3

3.2

輔酶Q10產品
阿Q的提神護心品

輔酶Q10是近十數年新興的保健品,商家聲稱每日食既保心、又抗癌,還可令你精力充沛。小肥波家姐經常返工朝八晚十一,經常無精神,老媽自然心痛,為她準備中式補品都不夠,更要她吃輔酶Q10補補精神!

的確,輔酶Q10能幫助細胞製造能量,但到底Q10產品是否又是商家作大的營養保健品呢?

助細胞製造能量的抗氧化物

首先要解釋甚麼是輔酶(coenzyme)。輔酶是指與酵素(enzyme或稱酶)結合且在催化反應中必然出現的非蛋白質有機化合物,部份輔酶衍生自水溶性維他命,例如維他命B1。

而輔酶Q10是一種不溶於水的晶體,是「能量發電廠」線粒體(mitochondria)內能攜帶電子的電子傳遞體,幫助生物於有氧呼吸過程中製造能量;由於過程涉及電子交換,因此輔酶Q10也是抗氧化物之一。至於Q代表醌基(Quinone),10則代表其尾部接上的異戊二烯(Isoprene)的數量,其結構亦與維他命E與K相似[1]。

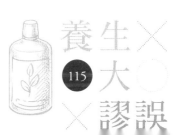

養生大謬誤

115

簡言之，Q10能幫助細胞製造能量，它在絕大部份組織出現，尤其心臟、肝臟、胰臟與腎臟，這些需要大量能量的內臟Q10含量就更多，但肺部卻是含量最少的器官[2]。

輔酶Q10醫肌肉無力？

早於1957年威斯康辛大學學者 Fredrick L. Crane的團隊發現一種分子，可助肌肉細胞製造能量[3]，到1958年默沙東藥廠的 Karl Folkers 與同事首度發現這分子的化學結構[4]，就是我們現時所知的輔酶Q10。1970年代越來越多研究了解輔酶Q10的潛在用處，Folkers 與 Gian Paolo Littarru 就發現，人體缺乏輔酶Q10與增加患心臟病風險有關[5]。

到1978年，美國生物化學家Joseph L. Goldstein 參與的研究則發現，輔酶Q10與體內膽固醇合成的生物化學路徑一樣，因此史他汀類（Statin）抗高血脂藥，在減體內膽固醇水平、降低心血管疾病產生病癥時，同時會降低身體的輔酶Q10含量[6]。

這一研究，刺激了學界對輔酶Q10的興趣，各團隊爭相深入研究這種電子傳遞體與心臟疾病關係，當年與Goldstein 合作的學者 Michael S. Brown 更在1989年申請專利，期望以輔酶Q10醫治史他汀引發的肌肉問題。而 Goldstein 與 Brown 亦因為膽固醇代謝調控機制的研究，共同獲得1985年的諾貝爾生理學或醫學獎。

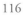

保健品

第三章

人體吸收程度最關鍵

不過，單在史他汀引發的肌肉問題上，學界仍未有一致結論，輔酶Q10是否可對治療該問題有幫助。2015年，有團隊就審視了六個中型輔酶Q10與史他汀類藥物關係的研究，發現輔酶Q10無助醫治史他汀引發的肌肉問題[7]；另一個只涉及41個病人的小型報告，也有同樣結論[8]。

當然有人會質疑以上的研究時間太短、規模太小，但多個研究都顯示輔酶Q10無助改善肌肉無力情況，為何還要用來「預防」這些疾病呢？

不過，如果單計輔酶Q10與心臟衰竭的關係，2014年的確曾有研究[9]指，420個患慢性心臟衰竭病人每日服食300毫克輔酶Q10，比吃安慰劑一組病人的因心臟病與任何疾病死亡率少44%。不過同年較早時間，另一份大型審視報告卻明言，現時無令人信服的證據證明輔酶Q10可作為醫治心臟衰竭的藥物[10]。

癌症化療的補充劑

亦有研究曾經顯示過，輔酶Q10可保護癌症病人心臟健康，免於化療蒽環類藥物 (Anthracyclines)的心臟毒性影響[11][12]。除了心臟健康外，輔酶Q10同時也有可能刺激癌症病人的免疫系統，類似情況在動物研究，以及健康人士身上見到[13][14]，因此輔酶Q10現時會用於多種癌症輔助性化療的額外補充劑。另外這些研究也發現，部份癌症病人的血液輔酶Q10濃度較低，而輔酶Q10亦有可能直接抑制癌細胞增長，因此被提倡作為抗代謝藥，以破壞癌細胞。

不過，現時仍未有已刊於同儕審查期刊的隨機臨床實驗顯示輔酶Q10可作為治癌主要療法；美國國家癌症研究中心 (NCI) 亦質疑Q10相關的癌症研究：「(這些)臨床實驗只屬小型研究並有其限制，目前不清楚報告所說好處是否來自輔酶Q10」。

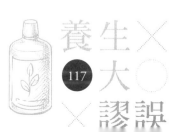

養生大謬誤

在美國，輔酶Q10暫時只作為膳食補充劑出售，並不受美國食品藥品監督管理局（FDA）的藥物條例所監管，FDA 亦無批准過輔酶Q10作為癌症與其他疾病的藥物。

有兩個有關輔酶Q10的研究也值得說說，第一個是遺傳病亨廷頓舞蹈症（Hungtinton's Disease）。這種疾病會隨着病情發展，身體運動變得越不協調，直到活動變得困難，無法說話。過去曾有人試以服食輔酶Q10緩減病情惡化速度，但過去研究發現這是毫無效果[15]。

另外，原來輔酶Q10對改善精子質素是有幫助的——大量輔酶Q10增加能量，精子游動能力自然有所改善。不過，這不等於可改善懷孕率以及增加嬰兒產出存活機會[16]。

動物內臟　比蔬果更多Q10

富裕國家成年人口大都不會患輔酶Q10缺乏症，僅有兩個情況，你可能需要擔心一下：體內減少生物合成輔酶Q10，以及身體增加耗用輔酶Q10。具體而言，輔酶Q10的生物合成已知由12個基因所影響，如果當中大部份出現突變，才會導致輔酶Q10缺乏症；至於身體突然增加耗用Q10，也是基因問題（基因可因飲食習慣和生活壓力隨機突變），建議要去做個詳細檢查，了解身體出現了甚麼毛病，而非吃補充劑就算。

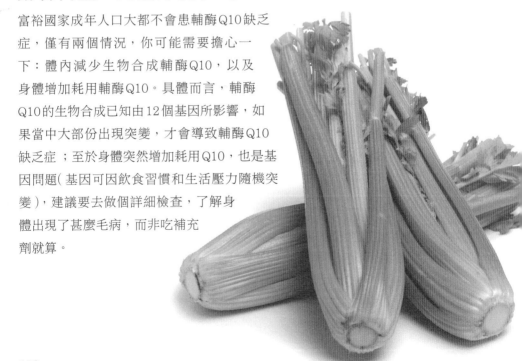

如果你真的擔心自己輔酶Q10不足，可以多吃魚、肉類、動物內臟如心、腎這些食品，相反奶類製品Q10含量則較少；花生油、芥花籽油等植物油也是不錯的選擇（這與Q10的油溶性質有關），然而蔬果類的輔酶Q10相對肉類少得多，最多的是芹菜最多可達每公斤有26毫克輔酶Q10，對比豬心的每公斤有最多128毫克輔酶Q10，是小巫見大巫。另外，要留意的是，食品輔酶Q10含量會在炒熟過程中減少14-32%。

現時國際間未有劃一標準，界定輔酶Q10的安全攝取量——學界共識是每日服用1,200毫克的輔酶Q10普遍安全，如真的每日服食超大量的3,600毫克輔酶Q10，也不會出現中毒症狀；中毒的話則有可能失眠，亦會出現嘔吐、腹瀉等腸胃炎反應。

至於小肥波家姐，吃完輔酶Q10產品一樣無精神。最後還是多在周末抽時間做瑜珈，精神好了，病痛也減少。當然，其他運動也可以強身健體，只要你持之以恆去便就好了！

參考資料：

1. National Cancer Institute. (22 August 2018). Coenzyme Q10(PDQ®)–Health Professional Version. Retrieved from https://www.cancer.gov/about-cancer/treatment/cam/hp/coenzyme-q10-pdq

2. Ernster, L. & Forsmark-Andrée, P. (1993). Ubiquinol: an endogenous antioxidant in aerobic organisms. P. Clin Investig. (1993) 71(Suppl 8): S60. doi: 10.1007/BF00226842

3. Crane, F.L., Hatefi, Y., Lester, R.L. & Widmer, C. (1957). Isolation of a quinone from beef heart mitochondria. Biochimica et Biophysica Acta Volume 25,1957, Pages 220-221. doi: 10.1016/0006-3002(57)90457-2

4. Folkers, K., Littarru, G.P., Ho, L. & et al. (1970). Evidence for a deficiency of coenzyme Q10in human heart disease. Int Z Vitaminforsch.1970;40(3):380-90.

5. Littarru, G.P., Ho, L. & Folkers, K. (1972). Deficiency of coenzyme Q10in human heart disease. I. International Journal for Vitamin and Nutrition Research. 42 (2): 291–305.

6. Krieger, M., Brown, M.S., Faust, J.R. & Goldstein J.L. (1978). Replacement of endogenous cholesteryl esters of low density lipoprotein with exogenous cholesteryl linoleate. Reconstitution of a biologically active lipoprotein particle. The Journal of Biological Chemistry. 253: 4093-101.

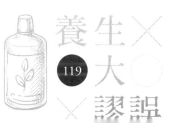

養生大謬誤

7. Banach, M., Serban, C., Sahebkar, A. & et al. (2015). Effects of coenzyme Q10 on statin-induced myopathy: a meta-analysis of randomized controlled trials. Mayo Clin Proc. 2015 Jan;90(1):24-34. doi: 10.1016/j.mayocp.2014.08.021

8. Taylor, B.A., Lorson, L., White C.M. & Thompson, P.D. (2015). A randomized trial of coenzyme Q10 in patients with confirmed statin myopathy. Atherosclerosis. 2015 Feb;238(2):329-35. doi: 10.1016/j.atherosclerosis.2014.12.016

9. Mortensen, S.A., Rosenfeldt, F., Kumar, A. & et al. (2014). The Effect of Coenzyme Q10 on Morbidity and Mortality in Chronic Heart Failure Results From Q-SYMBIO: A Randomized Double-Blind Trial. JACC: Heart Failure Volume 2, Issue 6, December 2014. DOI: 10.1016/j.jchf.2014.06.008

10. Madmani, M.E., Solaiman, A.Y., Agha, K.T. & et al. (2014). Coenzyme Q10 for heart failure. Cochrane Database of Systematic Reviews Issue 6. Art. No.: CD008684. DOI: 10.1002/14651858.CD008684.pub2

11. Cortes, E.P., Gupta, M., Chou, C. & et al. (1978). Adriamycin cardiotoxicity: early detection by systolic time interval and possible prevention by coenzyme Q10. Cancer Treat Rep 62 (6): 887-91,1978.

12. Iarussi, D., Auricchio, U., Agretto, A. & et al. (1994). Protective effect of coenzyme Q10 on anthracyclines cardiotoxicity: control study in children with acute lymphoblastic leukemia and non-Hodgkin lymphoma. Mol Aspects Med 15 (Suppl): s207-12,1994.

13. Folkers, K. (1974). The potential of coenzyme Q 10 (NSC-140865) in cancer treatment. Cancer Chemother Rep 2 4 (4):19-22,1974.

14. Folkers, K., Porter, T.H., Bertino, J.R. & et al. (1978). Inhibition of two human tumor cell lines by antimetabolites of coenzyme Q10. Res Commun Chem Pathol Pharmacol 19 (3): 485-90,1978.

15. McGarry, A., McDermott, M., Kieburtz, K. & et al. (2017). A randomized, double-blind, placebo-controlled trial of coenzyme Q10 in Huntington disease. Neurology. 2017 Jan 10;88(2):152-159. doi: 10.1212/WNL.0000000000003478

16. Lafuente, R., González-Comadrán, M., Solà, I. & et al. (2013). Coenzyme Q10 and male infertility: a meta-analysis. Journal of Assisted Reproduction and Genetics. 30 (9): 1147–1156. doi:10.1007/s10815-013-0047-5

保
健
品

第三章

人
體
吸
收
程
度
最
關
鍵

3.3 益生菌
食完令你腸胃健康？

「日日飲仲夠晒抵抗力添，你今日飲咗未？」

這句香港人耳熟能詳的廣告口號，即時令人想起益力多。廣告強調，益力多除了好飲之外，當中還有益生菌，幫助改善腸胃健康及抵抗力。小肥波細個經常飲，自問不覺腸胃特別好，到底益生菌的效用有否誇大呢？

而更根本問題，這些飲下肚的益生菌產品，有多少有真正有益腸胃健康的益菌？又有多少可以長期留於體內？抑或全是過客？

酸奶的延年益壽理論

益生菌英文是probiotic，起源來自希臘文，有for life 之意即對生命有好處，與之有相反意思的是抗生素 antibiotic，從身體中移除細菌。

著名俄羅斯微生物學家Élie Metchnikoff因發現白血球的吞噬作用而獲得1908年諾貝爾生理學或醫學獎。他亦被稱為乳酸菌之父，皆因晚年的Metchnikoff 於保加利亞期旅行期間，遇上很多過百歲人瑞。深入調查他們的飲食習慣後，Metchnikoff 發現保加利亞人時常飲用酸奶，他

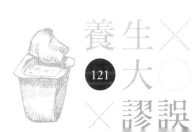

養生大謬誤

121

由此推斷衰老源於腸胃有毒細菌造成，而酸奶
的乳酸菌對人體健康有益，可延年益壽。他更身
體力行實踐自己的理論，每天都喝酸奶。他在1916
年逝世時終年71歲，這歲數也確實超越了當時的平均
人類壽命。

不過Metchnikoff死後，美國微生物學家Christian Herter與
Arthur Isaac Kendall的研究卻顯示，Metchnikoff 崇拜的乳
酸菌(*Lactobacillus delbrueckii subsp. bulgaricus*)實際上不能在
腸道長期存活，吃下肚雖也無大礙，但就無Metchnikoff認為的好處。
話雖如此，Kendall 仍為Metchnikoff的理念辯護，更在1923年的論文
指：「人類腸道乳酸菌被廣泛使用的時代即將來臨，多種細菌引致的腸
胃疾病將會被治理……科學將發現並會指出(這種以菌治菌的方法)成
功所需的條件。」

各類益生菌產品 差異大

而學界此後也曾不斷測試乳酸菌的潛能。日本醫學博士代田稔在
1930年代成功培育出「耐胃酸及膽鹽」的乾酪乳酸桿菌 (*Lactobacillus
casei*)，並在1935年創立益力多這個品牌，現時該公司每年售出120億
樽益力多，可見益生菌產業是數以億計的大生意[1]。

對於追求天然的人來說，益生菌是個寶，不用吃藥也可維持腸胃健康。
不過很多市面的益生菌產品，其實如益力多所用的乾酪乳酸桿菌一樣，
都被馴化或被人為修改，並非所謂的「天然」。

絕大部份產品都聲稱可改善各式消化系統問題、增強免疫系統云云。只
是，不同益生菌產品相異之處很大，例如有的是含活性菌，有的是經冷
凍乾燥處理，有的是以藥丸形式服用；有的只含單一益生菌，有的則是
混合多種益生菌。

乳酪含益菌份量不足

不過，就算是市面上濃度最高的益生菌產品，每一次服用的份量也只有數十億粒益生菌。然而，這數量對比人類腸道的益生菌數目，根本是「少巫見大巫」，因為人類腸道的益菌數目，至少是這個數字的百倍。所以，吃一杯乳酪根本不能改變腸道菌群落，尤其這些產品所含的益生菌本身並非重要的腸道益生菌成員，現時研究指93.5%腸道菌，是 Metchnikoff 當年崇拜的乳酸菌屬 (*Lactobacillus*)與雙歧桿菌屬 (*Bifidobacterium*)，製造商選用這些菌的原因，僅是種菌較為方便與符合經濟效益，與已知科學基礎無甚關係。

2011年，美國微生物學家Jeffrey Gordon團隊曾進行長達七周的實驗[2]，志願者會每天進食兩次市面購到的乳酪，然後團隊會密切監察其腸道細菌群落變化。不過，團隊最後發現乳酪中的細菌既無在實驗對象的腸道落戶，亦無改變其他細菌菌落的百分比。簡單而言，就是無用。

雖然世衛與聯合國糧農組織於2006年發表的報告[3]，將益生菌定義為對宿主有益的活微生物 (live microorganism)，但報告強調「在足夠數量底下」才可達到效果。而且，之前雖有以老鼠為研究對象的報告指，乳酸乳球菌 (*Lactococcus lactis*)可助減少腸道發炎情況[4]，Gordon的研究也顯示上述乳酪能啟動老鼠消化碳水化合物基因，幫助消化，然而，這些研究絕不能直接套諸於人體身上，因為該些研究所用的方法，其實與人體腸道實際情況有很大出入。

益生菌產品　聲稱可改善健康

由於生產商製造益生菌產品時將之定位為食品而非藥物，因而不需面對針對藥廠研發新藥時的監管守則。監管部門已注意到問題癥結，所以生產商不可以聲稱這些益生菌產品能「預防」或「醫治」個別疾病，否則會違反條例。

123

美國聯邦貿易委員會曾在2010年控告以乳酪產品聞名的法國達能集團，指該品牌在其包裝上聲稱每日服食 Activia 系列乳酪可整頓腸胃與增加腸道蠕動，以及飲用 DanActivia 牛奶飲品可預防感冒，並無實質科學證據證明說法。最終達能與美國聯邦貿易委員會以及39個美國州份達成價值2,100萬美元的和解協議，在該些州份不再刊出該些宣傳字眼。

而早在2007年歐盟已指示食品及補充劑製造公司，必須提供科學證據，證明產品有如宣傳時所說，吃過產品後能變得更健康、體態更纖瘦。絕大部份也提交數據，但歐盟科學顧問小組指這些研究質素非常差，超過九成報告都被拒絕接納，當中包括所有益生菌產品的研究。最終歐盟亦於2014年12月禁止在相關食品與補充劑的包裝上加入「可改善健康」的相關明示與暗示字眼。

有效的益生菌

話雖如此，食益生菌改善腸道健康的理論仍是有其根據，因為細菌在維持人類身體功能的確有非常重要的角色。只要攝取足夠份量以及適合的益生菌，理應能改善我們的健康。不過，市面上的益生菌產品絕大部份都不是用上對的益生菌。

事實上，Akkermansia muciniphila 這種菌已有多份研究證明可減低癡肥、患糖尿病與發炎[5-7]的機會；另一種益生菌、佔腸道5%總菌落數量的 Faecalibacterium prausnitzii 也顯示可製造抗發炎的蛋白[8]，減低腸胃不適的問題(這種菌是絕跡於患發炎性腸道疾病病人體內的)，更重要的是它們本身已出現在不少人的體內，且可以植根於人體之中，相信可以成為未來益生菌產品的重要成份。

不過，凡事也有正反兩面：有研究指大腸直腸癌患者體內的 A. muciniphila 數量竟是正常人的4倍[9]。在學界未完全了解腸道細菌與健康的關係之時，大家不適宜胡亂大量服用益生菌。

改善兒童腸胃炎？

另一方面，2018年11月，刊於《新英格蘭醫學期刊》的美國研究[10]顯示，常用的益生菌鼠李糖乳桿菌 GG 株 (Lactobacillus rhamnosus GG, 簡稱 LGG) 對改善兒童腸胃炎病情無效。

LGG是現時被研究得最多的益生菌，也是首批被證實能夠在人體腸道存活並定殖的益生菌之一，在美國更有兒童專用版本改善腸胃健康，不需醫生紙就能買到。

結果發現，無論是服用LGG還是安慰劑，病童康復時間幾乎一樣，其腹瀉時間都維持2日。團隊又指，不論孩童歲數、有否吃過抗生素、是病毒還是細菌造成的腸胃炎等各種能影響結果的因素，都得出結論：LGG無法治療腸胃炎。刊於同期《新英格蘭醫學期刊》的另一份加拿大研究，亦有相似結論，指以LGG製造的益生菌產品 Lacidofil[11]，未能有效治療兒童腸胃炎。有份參與研究的聖路易斯兒童醫院醫生 David Schnadower 更指，益生菌無可測量到的好處，因此不值得多花錢食用改善健康。

捲腹運動令腸道多蠕動

總括而言，大家可放心食用現有的益生菌產品，因為這些菌未必能長期逗留於體內造成甚麼壞影響，當然亦難以見得有好處。

至於如何看日日飲枝益力多？我只能說，益力多所含的乾酪乳桿菌正常已在人體之內，如非被證明本身腸道缺乏該菌，否則正常人根本不需飲用；再者益力多五枝裝的包裝上已寫明「均衡飲食是健康的基本要求」，想健康不應只靠外服益生菌。更何況，每100毫升的益力多就有16.7克糖份，超過世衛建議的每日攝取量25克的一半，一日飲兩枝，就會增加癡肥、蛀牙等健康問題，可謂得不償失。

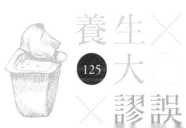

其實，想腸胃健康，不如學小肥波，經常做20 x 5次捲腹，就算未必練到腹肌人魚線，但起碼令腸道多多蠕動，定必「路路暢通」！

參考資料：

1. Yong, E. (2016). I contain multitude. London: Vintage

2. McNulty, N.P., Yatsunenko, T., Hsiao, A. & et al. (2011). The Impact of a Consortium of Fermented Milk Strains on the Gut Microbiome of Gnotobiotic Mice and Monozygotic Twins. Science Translational Medicine 26 Oct 2011: Vol. 3, Issue 106, pp. 106ra106. DOI: 10.1126/scitranslmed.3002701

3. FAO. & WHO. (2006). Probiotics in Food: Health and Nutritional Properties and Guidelines for Evaluation. Retrieved from http://www.fao.org/3/a-a0512e.pdf

4. Ballal, S.A., Veiga, P., Fenn, K. & et al. (2015). Host lysozyme-mediated lysis of Lactococcus lactis facilitates delivery of colitis-attenuating superoxide dismutase to inflamed colons. PNAS June 23, 2015 112 (25) 7803-7808. doi: 10.1073/pnas.1501897112

5. Dao, M.C., Everard, A., Aron-Wisnewsky, J. & et al. (2016). Akkermansia muciniphila and improved metabolic health during a dietary intervention in obesity: relationship with gut microbiome richness and ecology. Gut 2016;65:426-436. doi: 10.1136/gutjnl-2014-308778

6. Caesar, R., Tremaroli, V., Kovatcheva-Datchary, P. & et al. (2015). Crosstalk between Gut Microbiota and Dietary Lipids Aggravates WAT Inflammation through TLR Signaling. Cell Metabolism vol22 issue 4, Oct 2015, p658-668. doi: 10.1016/j.cmet.2015.07.026

7. Derrien, M., Belzer, C. & de Vos, W.M. (2017). Akkermansia muciniphila and its role in regulating host functions. Microbial Pathogenesis Volume 106, May 2017, Pages 171-181. doi: 10.1016/j.micpath.2016.02.005

8. Quévrain, E., Maubert, M.A., Michon, C. & et al. (2016). Identification of an anti-inflammatory protein from Faecalibacterium prausnitzii, a commensal bacterium deficient in Crohn's disease. Gut. 2016 Mar;65(3):415-425. doi: 10.1136/gutjnl-2014-307649

9. Cipe, G., Idiz, U.O., First, D. & Bektasoglu, H. (2015). Relationship between intestinal microbiota and colorectal cancer. World J Gastrointest Oncol. 2015 Oct 15; 7(10): 233–240. doi: 10.4251/wjgo.v7.i10.233

10. Schnadower, D., Tarr, P.I., Casper, T.C. & et al. (2018). Lactobacillus rhamnosus GG versus Placebo for Acute Gastroenteritis in Children. New England Journal of Medicine (2018). DOI: 10.1056/NEJMoa1802598

11. Freedman, S.B., Williamson-Urquhart, S., Farion, K.J. & et al. (2018). Multicenter Trial of a Combination Probiotic for Children with Gastroenteritis. New England Journal of Medicine (2018). DOI: 10.1056/NEJMoa1802597

保
健
品

第三章

人
體
吸
收
程
度
最
關
鍵

3.4 逆轉肌齡 靠食膠原蛋白無用

「年輕，可以彈返嚟！」

這句標語不用寫品牌，香港人必定聽過。隨著人口老化，加上越來越多人注重健康，更廣泛接受保健食品，近年已衍生出「營養美容」(nutriocosmetics) 這個針對女性的龐大保健市場。據 2015 年《衛報》的估計，到2020年全球「營養美容」保健品市場可達市值 26 億美元。

除了是美顏品牌推出產品外，日本三得利曾推出稱為Precious的膠原蛋白啤酒，而雀巢亦不甘示弱推出膠原蛋白咖啡，其他食品製造商如穀物早餐產品加入膠原蛋白，全部聲稱讓你更健康、皮膚更有彈性，「自信翻晒嚟」。不過還是中國人厲害，自古已有服用膠原蛋白的習慣。阿膠這種由驢皮造成的補品，就含有大量膠原蛋白，據說進補過後可令臉色更紅潤更有光澤。

這些食品聲稱能補充每日不斷流失的膠原蛋白，亦比含膠原蛋白的塗搽產品更快被吸收至血管之內。聽起來好像合理，但又有無科學實證呢？

塗搽膠原蛋白　只暫留表皮

我們先來簡單了解皮膚的結構。皮膚主要分為表皮與真皮兩層，表皮是皮膚最外層組織，主要由已死細胞（即死皮）組成，能防止水份滲入內層，以及作為阻隔致病原的物理屏障，避免外來物感染。真皮則是表皮與皮下組織之間的一層皮膚，當中有血液供養、亦由於大量膠原蛋白與彈性纖維的存在，真皮結構使皮膚保持彈性。

而膠原蛋白collagen字源來自希臘膠水一字，從字面意思可以猜到，這種人體重要蛋白質能將細胞與組織連接起來，在骨、筋腱、肌肉、皮膚、牙齒，甚至眼角膜也大量存在。

膠原蛋白的分子結構早在1930年代已被發現[1]，多個諾貝爾獎得獎學者如 Linus Pauling、Ada E. Yonat 等也曾研究過膠原蛋白。但到1980年代，膠原蛋白才開始較大規模應用於補充劑上。

現時學界已知有28種膠原蛋白，第一種則佔人體九成；而膠原蛋白佔皮膚蛋白總量75%，但20歲過後每年會損失1.5%膠原蛋白，另外膠原蛋白也會因陽光、煙草或空氣污染等應激物（stressor）被加快破壞。這些破壞會由體內「膠原蛋白工廠」成纖維細胞（fibroblast）修復。不過，這種細胞跟膠原蛋白一樣，會因衰老而減少，故此緊緻皮膚也隨著歲月消逝。

而絕大部份的塗搽的護膚產品，即使含「有效」膠原蛋白，都只會殘留於表皮之上，效用僅維持短暫時間，無法滲透入真皮，也無法從根底處理皮膚老化問題。此外，一直無科學證據證明外敷膠原蛋白有效改善皮膚。曼徹斯特大學的皮膚學教授Christopher Griffiths 就曾在《衞報》訪問中指出，大部份保濕面霜本身就可以為皮膚補水，從而減少皺紋，未必與膠原蛋白有關。

未知哪種膠原蛋白最有效

至於服食營養美容產品可改善皮膚，廠商聲稱的「原理」是：膠原蛋白會被腸道吸收，經血管進入真皮，因而對改善皮膚緊緻度更有效；另一些產品則稱所含的是水解膠原蛋白，刺激成纖維細胞變得活躍，從而逆轉肌齡。

雖然這些生產商擁有自己的團隊研究膠原蛋白，並聲稱有很多證據證明產品有效，畢竟很多動物研究確實顯示膠原蛋白改善其皮膚，不過，針對人類皮膚的研究不論設計方式與取樣數目都未如理想，只刊於較小型的科學期刊之中。例如有公司的研究只包括18位女士[2]；同一公司曾有更大型研究[3]指，在服用其膠原蛋白產品60日後，只有15%人臉部皺紋明顯減少，還未撇除當中膳食改變、哪些人的成纖維細胞較易受影響這些因素，令人質疑產品真正效用。更重要是，現時都未清楚吃多少、哪種膠原蛋白最為有效。

注射式吃下膠原蛋白興起

難道膠原蛋白吃下肚後不會被消化嗎？這當然會！膠原蛋白如其他蛋白質一樣，會被胃酸與消化酵素分解成短肽碎片，當中有多少能轉化為對皮膚彈性有幫助的成份，而又再被傳送至真皮之中，非常值得商榷。

有些廠商則聲稱所用的是「植物提煉」的膠原蛋白，其實只是混合了胺基酸、維他命與其他礦物質，以支持體內的膠原蛋白製造[4]。現時也有注射式膠原蛋白皮膚填充劑，但皮膚學教授Griffiths 強調現時無證據顯示，注射方式能刺激皮膚製造新膠原蛋白。最近市面上有一種新興的少女針，聲稱注射後可刺激膠原自生，當中列出的成份並不是實際改善膠原蛋白再生，其中一種成份只是用作味精，相信也只是美容院宣傳手法一種。

有份撰寫國際奧委會補充劑共識聲明的加拿大人體工學學家Stuart Philips，曾在《紐約時報》訪問中指，現時無證據證明服食膠原蛋白改善傷口修復或體內膠原蛋白製造，更形容大部份相關研究是「垃圾」。

加入透明質酸及抗氧化物是綽頭

膠原蛋白產品通常也會混入透明質酸（hyaluronic acid）。透明質酸主要在結締組織中有避震作用，亦有獨特的保存水份功能，助皮膚維持水潤。膠原蛋白會因各人不同生活習慣，出現不同減少幅度，但透明質酸的減少速度，在所有人身上幾乎都一樣，到約40歲就會減少一半。

現時不論是外敷面霜、注射式美容產品，又或是吃下肚的營養美容產品，一般都會含透明質酸。雖然確實有研究指[5]，食用透明質酸可改善乾燥皮膚人士的皮膚狀態與減少皺紋。不過要留意的是，體內有太多透明質酸會破壞血管，並有機會加快癌細胞擴散[6]。

除了透明質酸，抗氧化物也常出現於營養美容產品之中，抗氧化物的「好處」在藍莓一個章節已簡單拆解，在此就省略了。

宣傳條例多灰色地帶

正如其他補充劑一樣，膠原蛋白的營養美容產品在各地也有不同機構監管，歐洲有歐洲食品安全局（EFSA），美國則是美國食品藥品監督管理局（FDA），但由於營養美容產品並非藥物，只要產品合符食物安全要求即可推出市面。這無疑是個法律漏洞，出事後當局才有行動整頓業界。

例如，從前的膠原蛋白產品均從豬或牛骨提煉出來，但自90年代中期出現瘋牛症後，學界察覺以此提煉的膠原蛋白亦有機會被污染，再加上可能受重金屬又或肌酐（Creatinine）這種肌肉有毒代謝物污染，FDA指令除非使用指定的行業流程，否則禁止業界使用牛骨或牛內臟提煉任何膳食補充劑。而過去也有研究指，來自海洋生物的膠原蛋白對改善皮膚更有效，現時大部份膠原蛋白產品主要從魚鱗或魚皮等海洋生物提取。

另一方面，在其他章節也提及過，在宣傳上補充劑不可以直接指服用後有改善某種病症的效果，否則違反宣傳條例。但在營養美容產品上，有更多的灰色地帶，因為這些產品僅聲稱令皮膚回復原有的「美」，而如何定義「美」呢？「美」就是健康嗎？

暫時未有研究顯示膠原蛋白產品會對健康構成重大威脅，但有研究亦曾指會造成腸胃不適[7]，又或出現過敏反應，大家請自行斟酌。如果讀者用完自我感覺良好，又無副作用，當然可以繼續使用。不過，世上哪有這樣美好，食完立刻「變靚啲」逆轉肌齡啊？

真的想保持皮膚健康，倒不如改變現有生活習慣，出外做足防曬、飲食均衡、飲多點水、有足夠睡眠（6-8小時）減慢皮膚衰老。

養生大謬誤

另外，及早戒煙都很重要：煙草有多達4,000種有害成份會減少皮膚供氧量、抑制膠原蛋白增生，亦會影響身體吸收具保護皮膚作用的維他命Ａ，使皮膚容易變黃或暗啞，不再緊緻[7]，各位女煙民，回頭才是逆轉肌齡的彼岸呀！

參考資料：

1. *Wyckoff, R., Corey, R. & Biscoe, J. (1935). X-ray reflections of long spacing from tendon. Science. 82 (2121): 175–176. doi:10.1126/science.82.2121.175*

2. *Borumand, M. & Sibilla, S. (2015). Effects of a nutritional supplement containing collagen peptides on skin elasticity, hydration and wrinkles. Journal of Medical Nutrition & Nutraceuticals 4(1): pp 47-53. doi: 10.4103/2278-019X.146161*

3. *Borumand, M. & Sibilla, S. (2014). Daily consumption of the collagen supplement Pure Gold Collagen®reduces visible signs of aging. Clin Interv Aging. 2014; 9: 1747–1758. doi: 10.2147/CIA.S65939*

4. *Sato, T, Sakamoto, W. Odanaka, W. & et al. (2002). Clinical effects of dietary hyaluronic acid on dry, rough skin. Aesthetic Dermatology vol 12: 109-120.*

5. *Seton-Rogers, S. (2012). Multitasking hyaluronic acid. Nature Reviews Cancer volume 12, page 228 (2012). doi: 10.1038/nrc3254*

6. *van Vijven, J.P.J., Luijsterburg, P.A.J., Verhagen, A.P. & et al. (2012). Symptomatic and chondroprotective treatment with collagen derivatives in osteoarthritis: a systematic review. Osteoarthritis and Cartilage 20(8) pp809-821. doi: 10.1016/j.joca.2012.04.008*

7. *Hays, J.T. (n.d.). Is it true that smoking causes wrinkles?. Mayo Clinic. Retrieved from https://www.mayoclinic.org/healthy-lifestyle/quit-smoking/expert-answers/smoking/faq-20058153*

保
健
品

第三章

人
體
吸
收
程
度
最
關
鍵

3.5

關節痛
葡萄糖胺難打救

關節痛是很多人關心的健康問題，畢竟行得走得是福氣，尤其小肥波的一班波友，打波大過天，有人膝頭斷韌帶都要繼續射波，真的非常熱血。為了延續籃球火，不少波友都尋求護關節良方。

市面有很多不同的產品都指能夠護膝護關節，最為人熟識的算是葡萄糖胺（glucosamine），但實在要問問，吃完是否能修護關節呢？

葡萄糖胺不單以補充劑形式出售，近年亦被加入於奶粉之中。到底葡萄糖胺是甚麼？

聲稱能醫退化性關節炎

葡萄糖胺與硫酸軟骨素（chondroitin sulfate），都是人體可自行製造的糖份，亦是軟骨、肌腱及韌帶的一些組成成份。軟骨中的葡萄糖胺早在1876年由德國外科醫生 Georg Ledderhose 與化學家Felix Hoppe-Seyler以濃鹽酸水解甲殼素（chitin）分離出來[1]，但其三維結構與化學變化到1939年，才由諾貝爾化學獎得主英國化學家Norman Haworth 爵士詳細記載[2]。

葡萄糖胺真正商品化，則數到 1961 年。當年，意大利醫生 Luigi Rovati 創立藥廠 Rottapharm，首度以硫酸鹽形式出售葡萄糖胺產品[3]，聲稱能醫治退化性關節炎 (osteoarthritis, 簡稱 OA) 病人。過去的理論都認為，只要增加葡萄糖胺，就可改善關節痛問題、修復關節原有活動能力。

葡萄糖胺產品，現時大多從貝殼類提煉，因為貝殼中有大量甲殼素，而葡萄糖胺則是甲殼素其中主要組成部分。此提煉過程簡單又容易，自然大批商家爭相製造，有錢齊齊搵。而為滿足素食者要求，葡萄糖胺亦可從菇類或經處理的穀物提煉出來。

後來越來越多聲音指葡萄糖胺無效，保健業界開始在護關節產品中加入近年才發現的硫酸軟骨素，成為加強版配方，聲稱更有效護理關節。雖然硫酸軟骨素有多種不同形態，但大抵都只能由豬耳、豬鼻，又或鳥類、魚類或鯊魚的軟骨提煉出來。

單食葡萄糖胺　無效修護關節

讓我們細看，越來越多近年的研究如何指證報食葡萄糖胺保健品，無效於修護關節問題。

早在 2006 年已有研究表明，運動員運用葡萄糖胺，無法預防或減少關節受創後再度受損機會[4]。同期，美國國立衛生研究院 (NIH) 資助的 GAIT 臨床實驗[5]，在 2006-2010 年分階段分析葡萄糖胺、硫酸軟骨素，以及兩者混合服用，對比安慰劑 (placebo)、非類固醇消炎藥塞來昔布 (celecoxib)，有否改善關節活動能力與減少痛楚。最終，各階段結果都顯示，葡萄糖胺與硫酸軟骨素，不論是分開服用，還是混合一起服用，效用不比安慰劑或塞來昔布好。然而，因有參與研究的學者被指與製造塞來昔布的藥廠輝瑞有聯繫，整個研究的成果都被質疑其中立性。

而澳洲學者在 2007-2011 年做的大型相關研究[6][7]，追蹤 502 個因 OA 造成慢性膝關節痛患者長達兩年，發現只有混合使用葡萄糖胺與硫酸

軟骨素時，才比使用安慰劑可稍微改善因軟骨流失造成的關節腔變窄（Joint space narrowing）僅 0.1毫米；而在任何研究組別中，各補充劑都無法改善患者膝痛情況。當時的研究結論指，要有進一步、更長時間研究，分析混合使用葡萄糖胺與硫酸軟骨素的效果。

2011年，刊於Arthritis and Rheumatism的研究[8]曾指，連續六個月每日服用800毫克、由魚類提煉的硫酸軟骨素補充劑，可適量地舒緩手部OA痛楚，但手部握力無被改善，而且他們的其他止痛藥使用量並無減少。

到2017年，有研究團隊審視1994-2014年間的葡萄糖胺研究[9]，發現不論停服葡萄糖胺後時間長短（3-24個月），對改善OA患者的髖（hip）及膝關節痛症無效用；即使病人聲稱葡萄糖胺有效，但其改善效果也不比服用安慰劑的對照組好。

而團隊分析的21份研究，只有6份的數據被分享至全球學者都可以瀏覽的退化性關節炎臨床測試數據庫，且這些有分享數據的研究，全部都無受保健業界資助。有份參與該研究的荷蘭物理治療師 Sita Bierma-Zeinstra 當時向路透社表示，研究最令人詫異的地方是，當有商家贊助一個研究時該些數據就被保密，其他學者無法參詳了解。到底是商家是否從中作梗，故意不將數據公開，留待大家細心思考。

膳食補充劑 Vs 藥物標準

國際退化性關節炎研究協會（OARSI）已在2014年更新指引，指葡萄糖胺或硫酸軟骨素「不適合（not appropriate）」用於改善關節痛症；英國國家健康與照顧卓越研究院（NICE）同年指出，無足夠證據顯示，葡萄糖胺與硫酸軟骨素能醫治關節痛症，要求醫護人員切勿以之治理關節痛患者。

養生大謬誤

要留意的是，現時葡萄糖胺與硫酸軟骨素均不是美國食品藥品監督管理局（FDA）審批的人類藥物，僅獲批為膳食補充劑進行管理，而膳食補充劑不需如藥物一樣證明其安全與有效性。

至於歐洲方面，葡萄糖胺與硫酸軟骨素則被批准為藥物，以硫酸鹽的形式銷售。不過歐洲食品安全局（EFSA）在2009年已表明[10]，市面上葡萄糖胺與硫酸軟骨素產品聲稱改善「關節健康」、「關節健康與靈活性」等字眼是針對普羅大眾，但對OA患者、動物的研究，不可直接套用於健康人士身上，故裁定現時並無足夠證據證明大眾食用產品與保持關節正常活動有因果關係。

關節痛楚　強化肌肉更有效

根據2016年英國廣播公司（BBC）的報道，2014年全球就有2.9萬公頓的葡萄糖胺產品售出，數字相當驚人。然而，內服葡萄糖胺對關節有無功效，學界一直未有定論，而且多年來也無大型獨立研究分析之，只有保健產品公司大灑金錢資助設計有問題的低質研究，支持其產品有用，出盡法寶說服大眾購買自己的產品。

英國列斯大學骨骼及肌肉系教授Phil Connaghan曾在BBC節目《相信我！我是醫生》做過小實驗，邀請80位患膝頭關節痛人士，平均分成兩組每日服用「藥丸」或做關節強化運動。兩個月之後，研究團隊再次問這80位自願者的膝痛情況有否改善。第一組吃「藥丸」的有55%人指痛楚明顯舒緩，甚至有人形容「感到整個人煥然一新」；至於另一組做運動的，更有80%人指的膝痛痛楚明顯減少，顯示強化關節肌肉比食藥更有效。

那到底研究所用的是甚麼藥丸？或者你看到這裡已經猜到，其實是作為安慰劑完全無所謂藥效的麵粉藥丸。

Connagphan 表示，很多關節痛症都是由肌腱與附近組織引起，如果坐低起身辛苦、扭不開樽蓋，很大可能只是肌肉太弱，而非關節有問題。他建議，關節出現痛楚時，不需急於花錢買保健產品，應先徵詢醫生意見，進行肌肉強化運動更有效。

如果真有膝痛問題，要考慮以下幾個護理方法：

・是否過重增加上半身負擔，如是則應減磅；

・減少搬運重物，多以工具輔助；

・保持坐姿或企姿正確減少勞損；

・坐得太久應作伸展活動

糖尿病人 / 服薄血藥人士慎用

之前我亦與新加坡國家隊醫官李慧明討論過葡萄糖胺產品有無用，她指葡萄糖胺吃下肚會與其他糖份一樣被消化，反問，這樣能令成分滲入關節進行修復嗎？答案顯然易見。

雖然，普遍認為葡萄糖胺與硫酸軟骨素毒性非常低，對人體無嚴重副作用，但攝取過量葡萄糖胺，可造成心悸、有睡意、頭痛、過敏、體重上升、腹痛及肚瀉等問題；同時葡萄糖胺會影響人體處理其糖份，患糖尿病及其他血糖問題人士應要注意。此外，這兩種化合物可能會與抗凝血藥(俗稱薄血藥)互動，需要醫護人員協助或接受手術前，有服食相關產品的你應通知醫生，避免耽誤治療[11]。

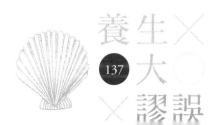

養生大謬誤

講到尾，關節有甚麼問題都應先徵詢醫生意見，胡亂服用補充劑，可能只是倒錢落海。

參考資料：

1. Ledderhose, G. (1876). Ueber salzsaures Glycosamin [On glucosamine hydrochloride]. Berichte der deutschen chemischen Gesellschaft. 9 (2): 1200–1201. doi:10.1002/cber.18760090251

2. Haworth, W.N., Lake, W.H.G. & Peat, G. (1939). "The configuration of glucosamine (chitosamine)". Journal of the Chemical Society: 271–274. doi:10.1039/jr9390000271

3. Rottapharm Biotech. (n.d.). Who We are - History. Retrieved from: http://www.rottapharmbiotech.com/history/

4. Hespel, P., Maughan, R.J. & Greenhaff, P.L. (2006). Dietary supplements for football. Journal of Sports Sciences 24 (7): 749–61. doi:10.1080/02640410500482974

5. NCCIH, NIH. (24 September 2017). Glucosamine/Chondroitin Arthritis Intervention Trial (GAIT). Retrieved from https://nccih.nih.gov/research/results/gait

6. Fransen, M., Agaliotis, M., Nairn, L. & et al. (2015). LEGS study collaborative group. Glucosamine and chondroitin for knee osteoarthritis: a double-blind randomised placebo-controlled clinical trial evaluating single and combination regimens. Ann Rheum Dis. 2015 May;74(5):851-8. doi: 10.1136/annrheumdis-2013-203954

7. Laba, T.L., Brien, J.A., Fransen, M. & Jan, S. Patient preferences for adherence to treatment for osteoarthritis: the MEdication Decisions in Osteoarthritis Study (MEDOS). BMC Musculoskelet Disord. 2013 May 6;14:160. doi: 10.1186/1471-2474-14-160

8. Gabay, C., Medinger-Sadowski, C., Gascon, D. & et al. (2011). Symptomatic effects of chondroitin 4 and chondroitin 6 sulfate on hand osteoarthritis: A randomized, double-blind, placebo-controlled clinical trial at a single center. Arthritis Rheum. 2011 Nov;63(11):3383-91. doi: 10.1002/art.30574

   https://onlinelibrary.wiley.com/doi/full/10.1002/art.30574

9. Runhaar, J., Rozendaal, R.M., van Middelkoop, M. & et al. (2017). Subgroup analyses of the effectiveness of oral glucosamine for knee and hip osteoarthritis: a systematic review and individual patient data meta-analysis from the OA trial bank. Annals of the Rheumatic Diseases Published Online First: 28 July 2017. doi: 10.1136/annrheumdis-2017-211149

10. EFSA Panel on Dietetic Products, Nutrition and Allergies (NDA); Scientific Opinion on the substantiation of health claims related to chondroitin and chondroitin sulphate and maintenance of joints (ID 1504, 1505) pursuant to Article 13(1) of Regulation (EC) No1924/2006 on request from the European Commission. EFSA Journal 2009; 7(9):1262. [14 pp.]. doi:10.2903/j.efsa.2009.1262

11. NIH. (November 2014). Glucosamine and Chondroitin for Osteoarthritis. Retrieved from https://nccih.nih.gov/health/glucosaminechondroitin

3.6 青口素
修護關節效用成疑

市面上有很多不同的產品都指能夠護膝護關節,上文談及最為人熟識的自然是葡萄糖胺 (glucoseamine),而有一種叫青口素 (green-lipped mussel extract)的護關節保健品,歷史亦相當久遠。

為何青口這種海洋生物,會與修護關節拉上關係呢?
「青口傳奇」,又有幾多成真?

綠邊青口　有抗癌抗炎因子?

雖然大部份亞洲沿海地區如中國、日本、印尼與馬來西亞等地,均有出產同屬的綠邊青口 (Perna viridis),但紐西蘭獨有的綠邊青口 (Perna canaliculus),則有逾40年研究歷史。最初在1960年代,有美國學者分析各種海洋生物是否有抗癌因子,其中一種正是綠邊青口。該研究最終顯示綠邊青口中的青口素無法抗癌(多年來仍有人指青口素能預防癌症),僅初步顯示出有抗炎因子,或可應用在人類身上[1]。更有人指住在沿海的紐西蘭原居民毛利人經常進食綠邊青口,其患關節炎的機會比住在內陸的毛利人為少,當中的omega-3脂肪酸就是關鍵成份,是來自「海洋的奇蹟」。

至1974年，奧克蘭公司 McFarlane Laboratories 製造出青口素粉，到80年代中期一份分析 McFarlane 產品的報告指[2]，青口素產品可改善類風濕性關節炎與退化性關節炎痛症，令相關產品更廣為人知，並運到全球超過25個國家銷售。

現時，綠邊青口已是紐西蘭經濟其中一個重要命脈，除了直接被人類服用、製作保護關節產品外，亦被加入在寵物食品中，以舒緩寵物甚至是馬匹的關節痛楚，傳奇故事與之前講過的深海魚油丸，簡直如出一轍。

「青口人」現身説法

青口素護關節的推手是 John Croft，這位英國人在業界更有「青口人（The Mussel Man）」的尊稱。Croft 曾是英國貨船船長，後轉任為船上污染專員，調查商業海洋生物如何受海洋污染影響。到1970年代當時的紐西蘭農業漁業部聘請他到奧克蘭新實驗室當研究人員，但到達當地時才知道實驗計劃被擱置，Croft 再次成為水手又轉行做過貨車司機，後期才獲 McFarlane 公司聘用，負責成立、管理青口養殖場，並進行相關研究，離開該公司前更升至研究總監。

Croft 指，青口有抑制關節組織和骨骼中退化酵素活動的能力，而住在沿海的毛利人飲食中有大量青口與其他貝殼類食材，因此他們有較低的患關節炎風險，但他自己也強調必須是吃青口而非補充劑才有這種健康功效。但當年 McFarlane 的青口素產品，卻明言產品是能醫治關節炎的保健品。Croft 已向紐西蘭傳媒表明，如

果現時這樣說是會因違反條例而會被罰，可見Croft自己也清楚知道青口素功效可能有誇大之嫌。

不過自1980年代Croft離開McFarlane後，他便成為獨立顧問，仍然與多家公司合作開發新的天然保健品，最新的產品則是由綠邊青口與海藻提煉的外用抗炎凝膠，他更在2015年出版的著作《關節炎和衰老：來自海洋的解決方案》(Arthritis and Aging, A Solution from the Sea)指：「未來將有更多來自海洋的有價值產品，可治理令人身心衰弱的疾病。」

事實上，一直以海洋科學家自居的Croft，外間對其學歷一無所知，只知他行船多年，相信他未必有相關學歷或經驗策劃研究，充其量只是個研究室技術員，再加上Croft在McFarlane至今的所謂研究一直無被刊登於學術期刊，他所支持的產品有多少科學根基，讀者可以再自行考量。

歐洲食安局的勸諫

不過，2009年1月香港理工大學曾高調宣布，研發由綠邊青口提煉的油以醫治關節炎的效用，並指初步研究成功減輕實驗老鼠關節炎痛楚、降低發炎情況。當時，理大學者更表示會找受關節炎困擾的運動員，進行為期一年的後續研究。多年後的今天研究已石沉大海，當年後續研究有否得出結果亦無從稽考，但仍有商家繼續以「有科學驗證」的字眼，大賣特賣青口素產品。

在同一年10月，歐洲食品安全局(EFSA)應歐盟委員會要求所做的報告[3]，審視過去多份研究後指出，現時並無足夠證據證明人類食用綠邊青口或青口素與維持關節、骨骼及肌肉健康有因果關係，更強調於動物以及退化性關節炎病患者身上得到的研究結果，並不可直接套用於人類或健康的普羅大眾身上，裁定綠邊青口、青口素產品並無在人體出現所指的有益功效，不建議人服用相關產品。

養生大謬誤

就連紐西蘭一間保健產品原材料製造商 CEO 也歡迎報告的說法[4]，指保健業界經常誇大產品成份功效，令市面上出現太多劣質保建食品，亦令客人得不到真正健康，希望報告能讓業界正視問題云云。

負重運動 對骨骼健康更好

回到「青口傳奇」的起源，我們可以思考一下，住在沿海地區與內陸地區的毛利人除了飲食習慣不同，會否連生活習慣也有所不同呢？例如住近海的人多數捕魚，有一定負重活動，令關節與肌肉更為健康。根據哈佛大學的資訊，過去多個研究亦顯示，負重運動對骨頭密頭與健康有明顯好處，比食青口素更有根有據。

而omega-3脂肪酸對於大眾來説，只是一個市場推廣的專有名詞，omega-3脂肪酸實質是甚麼、有甚麼功效，大眾都只靠商家的片面之詞而決定購買。

其實，omega-3脂肪酸被指可預防癌症、心臟病、減低發炎、改善兒童智力，但現有研究均指未有足夠證據，證明服用omega-3脂肪酸補充劑有以上功效[5][6][7]；即使有作用，可能只會有極度輕微的幫助，亦須服用大量才有顯著產品所説的效用，但大量服用或會出現其他健康影響[8][9]。

所以還是那一句，均衡飲食多做運動，哪怕會不健康？記住 extraordinary claim needs extraordinary evidence，哪一種物質被傳有大量神奇功效，不輕信就最安全了。

至於本身膝頭有傷的朋友，有傷當然要先治好，才逐步做康復的物理治療，然後再加強膝部的肌肉，因為肌肉是有穩定關節與吸收衝擊的作用，沒有它們保護關節，再好的關節也是很易受傷的！

參考資料：

1. Croft, J.E. (1979). Relief from Arthritis: A Safe and Effective Treatment from the Ocean. Harper Collins Distribution Services.

2. Larkin, J.G., Capell, H.A. & Sturrock, R.D. (1985). Seatone in rheumatoid arthritis: a six-month placebo-controlled study. Ann Rheum Dis.1985 Mar; 44(3):199–201. Retrieved from https://www.ncbi.nlm.nih.gov/pmc/articles/PMC1001605/

3. EFSA Panel on Dietetic Products, Nutrition and Allergies. (2009). Scientific Opinion on the substantiation of health claims related to green lipped mussel extract and maintenance of joints, bone and muscles (ID 1571, 1813) pursuant to Article 13(1) of Regulation (EC) No1924/2006. EFSA Journal Vol 7, issue 10, October 2009 1265. DOI: 10.2903/j.efsa.2009.1265

4. Nutra ingredients. (9 Oct 2009). Green-lipped mussel supplier welcomes EFSA rejection. Retrieved from https://www.nutraingredients.com/Article/2009/10/09/Green-lipped-mussel-supplier-welcomes-EFSA-rejection

5. NIH. (n.d.). Omega-3 Fatty Acids Fact Sheet for Health Professionals. Retrieved from https://ods.od.nih.gov/factsheets/Omega3FattyAcids-HealthProfessional

6. NIH. (n.d.). Rheumatoid Arthritis: In Depth. Retrieved from https://nccih.nih.gov/health/RA/getthefacts.htm

7. Doggrell, S.A. (2011). Lyprinol—Is It a Useful Anti-Inflammatory Agent?. Evid Based Complement Alternat Med. 2011; 2011: 307121. doi: 10.1093/ecam/nep030

8. Tan, M.L., Ho, J.J., The, K.H. (2016). Polyunsaturated fatty acids (PUFAs) for children with specific learning disorders. Cochrane Database of Systematic Reviews 2016, Issue 9. Art. No.: CD009398. DOI: 10.1002/14651858.CD009398.pub3

9. Grey, A. & Bolland, M. (2014). Clinical Trial Evidence and Use of Fish Oil Supplements. JAMA Inter. Med. 2014; 174(3): 460-462. doi:10.1001/jamainternmed.2013.12765

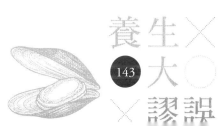

養生×○大×謬誤

143

3.7

淺談「補腦」成分
──膽鹼、卵磷脂

Choline(膽鹼)這成分，如 DHA 一樣，大家可能不時都在奶粉廣告中都
會聽過，稱可「為小朋友嘅觀察、思考同健康打好基礎！」。

這些廣告令人的第一印象，就是 Choline 與腦部發展有關，奶粉廣告更
講到似層層，沒了 Choline 孩童的腦部就不會發展。Choline 是構
成細胞膜的重要成分，亦有脂類和膽固醇的輸送和代謝、
控制肌肉，以及有調控基因表達等多種重要作用。

另外，市面上也有不少卵磷脂(lecithin)補充劑產品湧
現，連同加入膽鹼的食品及奶粉。到底這兩種有密切關
係的物質，人類以補充劑成份攝取，有無潛在傷害呢？

須從食物中吸收膽鹼

早在19世紀中期，法國藥理學家 Theodore Gobley 在蛋黃、鯉魚卵，以
至雞腦與人體體液中，都發現同一種脂類，將之命名為卵磷脂，並記錄
其化學結構。到 1998 膽鹼才被美國國家醫學院訂為人類必須營養[1]；其
後，國際食品法典委員會(Codex)亦把膽鹼列為零至六個月嬰兒配方奶
粉的基本成分，但較大年紀的奶粉則未有相關規限。

雖然，人類可在肝臟以不同卵磷脂(lecithin)合成膽鹼，但據現有數據顯示，人體無法合成出足夠膽鹼達到健康需要，因此我們必須從食物中吸收膽鹼。

另一種與膽鹼有密切關係的是葉酸(第四章會詳文另作解釋)。膽鹼與葉酸在新陳代謝中均是甲基供體(methyl donor)，如果膳食缺乏葉酸，膽鹼則會變成主要甲基供體，增加其於身體的需要。因此兩者對身體的效用除有重疊之處，一者不夠，另一者亦會隨之被身體挪用，數量也會減少。

留意的是，停經前的女性可能比成年人甚至小童，從膳食中攝取更少膽鹼，因為這時的雌激素釋放會比正常高，會刺激基因加速膽鹼合成[2]；相反，更年期後的女性因為雌激素水平減少，故應從膳食中攝取較多膽鹼。

不過，現時健康人口中的膽鹼水平未有被定期檢測，所以學界無足夠資料定下平均每日攝取量，美國當局只以能預防肝病的「足夠攝取量(adequate intake, AI)」建議不同人士每日應攝取多少膽鹼，例如19歲以上男女，每日應分別攝取至少550毫克與425毫克；孕婦懷孕期間每日攝取量則為450毫克，而剛出生嬰孩為125毫克。

而根據香港衛生署的指引，初生嬰配方奶粉的膽鹼含量在每提供100千卡 (kcal) 卡路里時最少要有7毫克，建議最多為50毫克；至於成人的攝取量則未有特別提及。亦由於膽鹼已是強制被加入奶粉，現時已極少有生產商以此作賣點，轉為推廣AHA、DHA等成份。

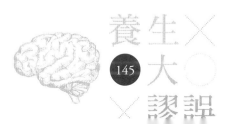

養生大謬誤

大部份人 膽鹼攝取量不足

其實很多食物也含豐富膽鹼，例如魚類、紅肉、禽畜、蛋、奶類製品與十字花科蔬菜；乾果、穀物與蘋果、奇異果等水果也同樣含少量膽鹼。

過去研究發現，近一半膽鹼實際上是以卵磷脂形式攝取，因為市面上很多加工食品如沙律醬、植物牛油都會加入卵磷脂作為乳化劑[3]。但身體如何吸收不同形態的卵磷脂，又或膽鹼補充劑，到現時也未有確切數據。至於安全攝取量，只知道人類每日攝取高至22克仍未出現中毒情況[4]。

雖然絕大部份人每日膽鹼攝取量都達不到「足夠攝取量」，因為絕大部份肉類與蔬菜的膽鹼含量都偏低，例如一份3安士雞肉只有72毫克膽鹼，已屬有較高膽鹼含量的食物。但因此造成肌肉破壞、非酒精性脂肪肝卻少之有少，相信是因為人類可在肝臟由頭合成膽鹼。不過，逾九成孕婦及產後餵人奶婦女同樣達不到「足夠攝取量」，所以她們的確有必要食葉酸（維他命B12）補充劑，以幫助胎兒及新生嬰健康成長。

基因、種族差異也會造成不同膽鹼需要。曾有研究發現，歐洲人有基因可能會致令其在低膽鹼膳食下，增加脾或肌肉功能有障礙的情況[5]。

母乳含豐富膽鹼

雖然有研究指，膽鹼可能因可降血壓、改變血脂水平等，從而保障心臟健康[6]。但整體而言，學界暫時在大型長期研究中無法顯示膽鹼攝取與心血管健康有重大關係。

過去更有研究指，攝取較高量卵磷脂，可能會令人增加患心血管疾病達2.54倍[7]，因為卵磷脂除了會被合成為膽鹼外，亦會被腸道微生物變成

三甲胺（Trimethylamine, TMA），當TMA被肝臟吸收時，則會變成已知會造成動脈粥樣硬化的化合物TMAO；一個涉及約12萬人的大型研究[8]更顯示，較高膽鹼攝取量的人可能會因為體內有更多TMAO而有機會更早死，但該研究未有直接量度這些志願者的TMAO量。

至於父母最關心的，是膽鹼有否改善腦部發展，或增強認知能力。不論是嬰孩、成年人或腦退化病患者，學界都無足夠（臨床）證據顯示，服食膽鹼對腦部有特別好處，需更多科學證據才可驗明說法。

不過，新加坡現時已接納，膽鹼能否助整體心智功能的動物研究，當地產品可直接宣稱膽鹼改善腦部發展，香港衛生署文件就指，這只是個別國家做法，在其他司法管轄區如歐盟並未獲准使用類似聲稱，表明要有更多人類研究證據支持才會再作考慮。

NIH的資訊則顯示，母乳也含豐富膽鹼（所以才要求膽鹼不足的母親服用葉酸補充劑），而配方奶粉中的膽鹼通常來自大豆，其含量亦遠低於母乳，故此要讓孩子更聰明，不如選擇母乳更好。

攝取膽鹼不足　影響肝臟

另外，雖然足夠膽鹼可保持肝臟健康，亦有研究顯示每日服食少於50%「足夠攝取量」的膽鹼，可能令肝臟纖維化更為嚴重[9]，但現時學界對膽鹼與非酒精性脂肪肝的關係仍不是十分清楚，需更多研究將之釐清。近年有個別針對中國特別是華南地區人士的研究又指，增加服用膽鹼可減低患鼻咽癌、乳癌風險[10][11]，但只屬初步分析，實際機制未明。

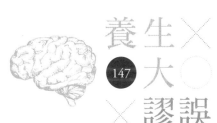

養生大謬誤

儘管大部份人的膽鹼攝取量不足，但仍有機會攝取得太多。美國國立衛生研究院（NIH)的資料則指，大量攝取膽鹼會令人有魚臭味（或稱街市味），亦會令其嘔吐、口水與汗水分泌增多、低血壓以及肝中毒，還有當然是增加 TMAO 製造，使動脈粥樣硬化風險上升。

至於卵磷脂方面，除了擔當與膽鹼一樣的工作，近年有越來越多相關研究，指有降膽固醇、舒緩壓力、改善骨質疏鬆、更年期症狀，甚至預防癌症。不過，全部只屬初步研究，所取樣本小、研究時間短，並不可以此斷定有這些神奇效用，不斷大量服用。

攝取更多膽鹼　從飲食做起

同時，我們亦要注意從豆類提煉卵磷脂過程中，會用到有機溶劑己烷（Hexane)。這種影響中樞神經的有毒物質除了被應用於種子、蔬菜煉油過程，亦會用於印刷業界作為清潔劑。期間可能會有己烷殘留在煉卵磷產品，而這些殘留物水平並不受美國食品藥品監督管理局（FDA）以及其他國家機構監管，因此從補充劑攝取了多少己烷我們不得而知。

總括來說，想攝取多點膽鹼，從飲食做起。食多點牛肉、雞胸肉，以及雞蛋，魚類也是不錯的選擇。而素食者從植物攝取的膽鹼量相對低得多，也可盡量選擇豆類這些有較高膽鹼含量的食物。當你自覺不健康時，不要相信商家的宣傳，胡亂購入「乜都補」的

營養補充劑。最好是先徵詢家庭醫生意見，以了解自己缺乏哪種營養，否則吃完無用都算小事，吃完有病就大件事了。

至於新生嬰的腦部發展，如果是以母乳餵哺的，母親就要留意自己的葉酸攝取量，而以配方奶粉餵養的嬰孩，畢竟現代社會營養豐富，做父母的不用太擔心其智力，教他正心誠意做個好人對社會更好。

參考資料：

1. Institute of Medicine (US) Standing Committee on the Scientific Evaluation of Dietary Reference Intakes and its Panel on Folate, Other B Vitamins, and Choline. (1998). Dietary Reference Intakes for Thiamin, Riboflavin, Niacin, Vitamin B6, Folate, Vitamin B12, Pantothenic Acid, Biotin, and Choline. Washington (DC): National Academies Press (US). Retrieved from https://www.ncbi.nlm.nih.gov/pubmed/23193625

2. Hollenbeck, C.B. (2012). An Introduction to the Nutrition and Metabolism of Choline. Central Nervous System Agents in Medicinal Chemistry 2012 12(2). doi: 10.2174/187152412800792689

3. Leermakers, E.T., Moreira, E.M., Kiefte-de Jong, J.C. & et al. (2015). Effects of choline on health across the life course: a systematic review. Nutr Rev 2015;73:500-22. doi: 10.1093/nutrit/nuv010

4. Toxiology Data Network. (16 October 2015). Lecithins. Retrieved from https://bit.ly/2OF3lBQ

5. da Costa, K.A., Corbin, K.D., Niculescu, M.D., Galanko, J.A. & Zeisel, S.H. (2014). Identification of new genetic polymorphisms that alter the dietary requirement for choline and vary in their distribution across ethnic and racial groups. Faseb J. 2014 Jul;28(7):2970-8. doi: 10.1096/fj.14-249557

6. Coates, P.M., Betz, J.M., Blackman, M.R. & et al. (2010). Encyclopedia of Dietary Supplements (2nd Edition). London and New York: Informa Healthcare; 2010:136-43.

7. Tang, W.H., Wang, Z., Levison, B.S., Koeth, R.A. & et al. (2013). Intestinal microbial metabolism of phosphatidylcholine and cardiovascular risk. N Engl J Med. 2013 Apr 25;368(17):1575-84. doi: 10.1056/NEJMoa1109400

8. Zheng, Y., Li, Y., Rimm, E.B. & et al. (2016). Dietary phosphatidylcholine and risk of all-cause and cardiovascular-specific mortality among US women and men. Am J Clin Nutr. 2016 Jul;104(1):173-80. doi: 10.3945/ajcn.116.131771

9. Guerrerio, A.L., Colvin, R.M., Schwartz, A.K. & et al. (2012). Choline intake in a large cohort of patients with nonalcoholic fatty liver disease. Am J Clin Nutr 2012;95:892-900. doi: 10.3945/ajcn.111.020156

10. Zeng, F.F., Xu, C.H., Liu, Y.T. & et al. (2014). Choline and betaine intakes are associated with reduced risk of nasopharyngeal carcinoma in adults: a case–control study. Br J Cancer. 2014 Feb 4; 110(3): 808–816. doi: 10.1038/bjc.2013.686

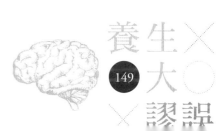

養生大謬誤

11. Zhang, C.X., Pan, M.X., Li, B. & et al. (2012). Choline and betaine intake is inversely associated with breast cancer risk: A two-stage case-control study in China. Cancer Science. first published 12 November 2012. doi: 10.1111/cas.12064

保
健
品

第三章

人
體
吸
收
程
度
最
關
鍵

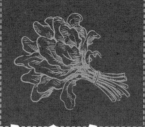
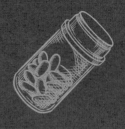
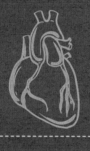
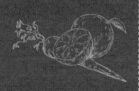

第 四 章

拆解維他命的迷思

4.1

拆解
維他命神話

「媽咪，維他命C嚟喇！」

「15分鐘準備擊退感冒症狀，仲有成個檸檬嘅維他命C⋯」

一條短短 30 秒的感冒成藥廣告多次將維他命C與醫治感冒症狀扯上關係，那究竟維他命C是否真的能治癒傷風感冒？當然不是！近年的研究都顯示，服用維他命C補充劑對醫治感冒以至抗衰老都無甚效用，甚或對健康構成威脅。至於想治療感冒，多休息多喝水，閒時吃多點有營養食物更有用。

維他命 C 醫感冒之謎

維他命C神話的誕生，應由已故著名美國化學家Linus Pauling (1901-1994) 說起。

Linus Pauling 曾以量子力學入手解釋化學問題，其提出的許多概念與理論，如今已成為化學領域最基礎和最廣泛使用的觀念。他於1954年因在化學鍵 (chemical bond) 上的研究取得諾貝爾化學獎，1962年又因反對核彈在地面測試的行動獲得諾貝爾和平獎，成為史上第二位獲

得不同諾貝爾獎項的人，也是唯一一位每次都能獨立獲得諾貝爾獎的獲獎學者。

他對蛋白質結構的研究，更影響了美國分子生物學家James Watson與英國生物學家Francis Crick 共同發現到DNA的雙螺旋結構。

到了七十年代，Pauling 則在其著作 How To Live Longer and Feel Better（《如何活得更長壽更健康》）指維他命C能醫治感冒，他更身體力行每天吃18克維他命C，是當局每日建議的50倍。而在80年代愛滋病橫行，Linus 甚至在《如》的第二版中聲稱維他命C能治好這絕症——當然，我們現在知道這已是無稽之談。

他的「食維他命C醫病」主張在1992年成為《時代雜誌》封面，標題是「維他命的真正力量(The Real Power of Vitamins) 」。在專題中維他命更被形容為醫治心臟病、白內障以及癌症的靈丹妙藥，也有抗衰老的效果。

維他命C與其他維他命的神話正正由此而起，成為商家賺錢機器。

身為得高望重的學者，Pauling 自然吸引到一批「信眾」。不過，他的主張對人體非常危險。

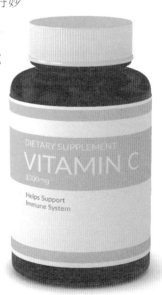

抗氧化物無法抗衰老

Pauling的理論基於維他命C是抗氧化物(antioxidant)。50年代中期美國學者 Rebeca Gerschman 與 Denham Harman 分別發現自由基會造成細胞衰老與病變。而抗氧化物能中和高

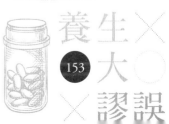

度活躍的自由基 (free radical)，緩減其對人體的破壞。維他命E、β-胡蘿蔔素以及葉酸也同屬抗氧化物。在二十世紀，很多研究都圍繞這個説法作研究，最終成為主流接受的理論。

但身體為何會製造這種「有害物質」？

首先，細胞發電站線粒體(mitochondria)，會將我們攝取的氧氣與食物製造成能量，繼而釋放副產品水份與二氧化碳。

這個過程需要蛋白質以及電子輔助才能推動，然而，電子會在期間流失並與附近的氧份子產生作用，後者結果成為有高度反應的自由基。為了回復穩定，自由基就會不斷與周邊結構如DNA、蛋白質等產生反應。雖然規模相當小，上述兩位學者認為，自由基的製造會導致細胞變異、衰老以及癌症。1972年，Harman 更曾寫道[1]：

「在生物體內減少自由基數量，預期可能會減低生物衰亡，增加壽命。期望理論會有更多的實驗支持，以增加健康人類壽命。」

早在70-80年代已有多個白老鼠實驗，不論是服用或注射抗氧化劑、老鼠是否已基因改造，證明高劑量的抗氧化物無法緩減衰老，亦無法預防疾病，但當年學界仍盲目奢望抗氧化劑能醫治各種疾病，只是未找到加以應用的方法。

同時，在人體進行的雙盲實驗也徒勞無功。1994年一份研究[2]曾追蹤近3萬個年約50歲、有抽煙習慣的芬蘭人的健康，其中一部份人服用 β-胡蘿蔔素，最終這批服用補充劑的人患肺癌機會比正常人高16%。

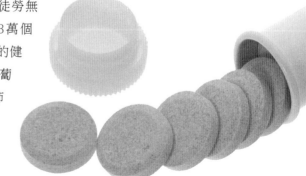

另一個類似的美國研究[3]，就追縱已過更年期的女士長達10年，其中每日服食葉酸（folic acid, 即維生素B9丸的人，患乳癌率比不吃的一組高20%。

而1996年一份分析1,000位煙民的研究[4]，需提早兩年結束。因為在研究的四年間，服用維他命A以及 β 胡蘿蔔素的煙民患肺癌機會急升28%，當中死亡率亦比正常患肺癌的高17%。該份研究的結論如是說：

「現時的發現提供充足證據，不鼓勵服用 β 胡蘿蔔素或維他命A與 β 胡蘿蔔素混合的補充劑。」

不過，有些研究確實發現抗氧化物對身體有好處——尤其是實驗對象未能從日常飲食中攝取足夠的維他命與其他礦物質時。2012年一份報告綜合了27份醫學測試[5]，只有七份長期研究（為期16-19.4年）發現維他命補充劑能極輕微地減低患冠心病、胰臟癌的機會；十份研究就指這些抗氧化物對身體完全無好或壞處，餘下十份則指病人在服用補充劑後健康明顯轉壞，更有增加肺癌與乳癌的機會。

事實上，Linus Pauling 於1994年就是因為前列腺癌而逝世。明顯，維他命C救不了他。

服食維他命　或增患癌機會

但維他命又是否真的增加患癌機會？

美國國家癌症研究所 2007年發表的文章[6]就指，服食多種維他命的男人死於前列腺癌的機會高正常人一倍；2011年的大型研究[7]亦發現服用維他命E與硒（selenium）補充劑會令患前列腺癌的機會增加 17%。

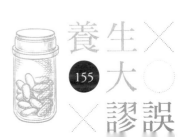

養生大謬誤

2018年，多倫多大學與聖馬可醫院的研究團隊也分析了全球1/2012-
10/2017、以英文發表的研究報告[8]，分析多種常見的維他命與礦物補
充劑對人類健康是否有好處，以下為團隊所分析的三類微量元素：

· 維他命 A、B1-3、B6、B9（葉酸）、C、D、E；
· β 胡蘿蔔素
· 鈣、鐵、鋅、鎂、硒

市面有一些所謂「綜合維他命(multivitamin)」補充劑，亦有被包括在研
究範圍，團隊將之定義為包括大部份維他命的補充劑。

研究最終發現，葉酸或維他命B雜加葉酸的補充劑有機會減低患心血管
疾病及中風風險；進食維他命B3（又稱煙酸），以及維他命A、C、E等
的抗氧化劑卻有機會增加早死、患癌的風險。

領導研究的David Jenkins醫生在聲明指，恆常進食綜合維他命、維他
命C、D或鈣片不會令你更健康，換言之就是浪費金錢。而我們亦應定
期驗身，由醫生告訴你到底缺乏甚麼維他命或微量元素，再根據自身情
況補充該些缺少的物質。

我們要留意，抗氧化物能中和高度活躍的自由基，當中的原理就是抗氧
化物讓自由基取去電子。即是說，過多的維他命最終也會變成自由基，
肆意破壞細胞。幸好，正常情況下人體有一種還原酵素，將維他命C變
回抗氧化物。一旦這還原酵素不足，自然就會出現上述研究的反效果。

喉糖含鋅加快治感冒

至於想治療感冒，乙酸鋅鹽喉糖（Zinc Acetate Lozenges）等含鋅（Zinc）
的藥品可能更有用。2015年有研究[9]曾發現乙酸鋅鹽喉糖有助於感冒初

起24小時內減少症狀，其每日鋅離子攝取量建議為80毫克。2017年挪威亦有類似研究[10]，指有服用鋅鹽喉糖（鋅離子含量為80-92毫克）的感冒病人的復原速度是吃安慰劑的病人的3倍；患病第五日，七成服用鋅鹽喉糖的感冒病人已病好，相比之下吃安慰劑的病人只有27%復原，而且鋅鹽喉糖對病人並無出現副作用。

不過，美國國立衛生研究院強調，服用鋅可能會引起噁心和其他胃腸道症狀；長期使用研究所用的高劑量鋅，會導致身體銅缺乏等問題，鋅亦可能與抗生素或青黴胺這種治療類風濕性關節炎藥物有相互化學作用。事實上，美國當局建議成人鋅攝取量分別為男人每日11毫克，女人則為8毫克，以上兩個研究的高劑量鋅是超過建議量近八倍。

另一個重點是，上述挪威研究也指出市面上乙酸鋅鹽喉糖含鋅量非常少，又或是其鋅離子已與檸檬酸結合，其對治癒感冒的能力仍然存疑。而香港的喉糖近年也開始加入鋅，不同品牌也有不同含量，由5毫克到20多毫克不等，每日服用3-4粒，以5毫克那款喉糖來說，仍比研究所用的至少80毫克低得多，有沒有實際功效大家自行判斷。如果想吃鋅來防感冒，小肥波不太建議，可以作為參考的是3安士的熟蠔有約74毫克鋅，是含鋅量最高的食物。

澳洲藥物協會主席更曾形容吃維他命丸只是製造昂貴尿液，毫無益處。

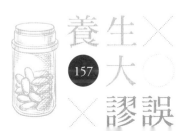

生命經歷了數十億年的演化，選擇了一個會懂得自我平衡的身體機制，更適應這地球的環境；這個機制絕不會因你一粒半粒的維他命丸就能完全改變，正常人根本不用吃維他命。另一方面，我們不應見到某某大學者說過甚麼，就以為是金科玉律，毫無破綻。請記住，現代科學是建基於嚴謹證據，而非個人崇拜。

參考資料：

1. Harman, D. (1972). The Biologic Clock: The Mitochondria?. Journal of the American Geriatrics Society 20(4), April1972 pp145-147. Doi: 10.1111/j.1532-5415.1972.tb00787.x

2. The Alpha-Tocopherol Beta Carotene Cancer Prevention Study Group. (1994). The Effect of Vitamin E and Beta Carotene on the Incidence of Lung Cancer and Other Cancers in Male Smokers. N Engl J Med1994; 330:1029-1035, 14 April1994. DOI: 10.1056/NEJM199404143301501

3. Kim, Y. (2006). Does a High Folate Intake Increase the Risk of Breast Cancer?. Nutrition Reviews Oct 2006, 64 (10) 468-475. DOI: 10.1111/j.1753-4887.2006.tb00178.x

4. Omenn, G.S., Goodman, G.E. & et al. (1996). Risk Factors for Lung Cancer and for Intervention Effects in CARET, the Beta-Carotene and Retinol Efficacy Trial. JNCI J Natl Cancer Inst1996 88 (21): 1550-1559. doi: 10.1093/jnci/88.21.1550

5. Villanueva, C. & Kross, R.D. (2012). Antioxidant-Induced Stress. Int J Mol Sci 2012; 13(2): 2091–2109. doi: 10.3390/ijms13022091

6. Gluud, C. & Bjelakovic, G. (2007). Surviving Antioxidant Supplements. JNCI: Journal of the National Cancer Institute, Volume 99, Issue 10, 16 May 2007, Pages 742–743,https://doi.org/10.1093/jnci/djk211

7. Klein, E.A., Thompson, I.M. & et al. (2011). Vitamin E and the Risk of Prostate Cancer: The Selenium and Vitamin E Cancer Prevention Trial (SELECT). JAMA 2011;306(14):1549-1556. doi:10.1001/jama.2011.1437

8. Jenkins, D.J.A., Spence, J.D., Giovannucci, E.L. & et al. (2018). Supplemental Vitamins and Minerals for CVD Prevention and Treatment. Journal of the American College of Cardiology Volume 71, Issue 22, June 2018. DOI: 10.1016/j.jacc.2018.04.020

9. Hemilä, H. & Chalker, E. (2015). The effectiveness of high dose zinc acetate lozenges on various common cold symptoms: a meta-analysis. BMC Fam Pract. 2015; 16: 24. published online 2015 Feb 25. doi: 10.1186/s12875-015-0237-6

10. Hemilä, H., Fitzgerald, J.T., Petrus, E.J. & Prasad, A. (2017). Zinc Acetate Lozenges May Improve the Recovery Rate of Common Cold Patients: An Individual Patient Data Meta-Analysis. Open Forum Infectious Diseases, 2017; 4 (2) DOI: 10.1093/ofid/ofx059

維他命 D
健骨補鈣 效果存疑

隨著人口老化，骨折、骨質疏鬆等毫無疑問將會成為更多人注意的公共健康問題，影響著社會與經濟。很多人為了預防這些情況，都會進食維他命D補充劑加強吸收鈣，就連小肥波老爸幾十歲人搬搬抬抬勞碌大半生，字都不識多個，最近也學人養生補骨，食維他命D、補骨素一大堆保健品，但這又真的有效護骨嗎？

維他命D神話其實又是一個利益輸送的故事。

恐龍滅絕全怪缺乏維他命 D ？

年逾70的波士頓大學內分泌學家Michael Holick 熱充於推廣維他命D的熱情，他寫過多本書與多份論文歌頌維他命D，並警告全球出現「缺乏維他命D」大流行，他甚至曾將白堊紀恐龍滅絕，歸咎於當時火山爆發與隕石撞擊揚起的灰塵遮蔽陽光，令恐龍體內無法製造足夠維他命D，最終患上佝僂病 (rickets)[1]。又恐龍又缺乏維他命D，聽得人心慌啊！

向 Holick 在製定美國維他命 D 攝取量建議量的角色，連同其他與 Holick 持相似意見的醫生，造就了一個數以億計的維他命 D 市場。根據《紐約時報》，2017 年單是維他命 D 這個市場的銷售額已達到 9.36 億美元，是十年前的九倍。再加上越來越多人做維他命 D 的實驗室測試——2016 年美國醫生要求超過 1,000 萬美國醫療保險（Medicare）保障下的病人做總值 3.65 億美元的測試，比 2007 年上升 547%，可見維他命 D 相關的市場絕對是有利可圖。

更重要是，《紐時》追查發現 Holick 與多家商業實驗室、藥廠，甚至室內曬燈公司有關：他自 1979 年起就是 Quest Diagnostics 的顧問，亦收取藥廠賽諾菲、Shire、Amgen 等製造維他命 D 與醫治骨質疏鬆企業的資金；從公開的美國醫療保險支付數據庫顯示，Holick 在 2013-2017 年就收取了這些企業近 16.3 萬美元（折合超過 127 萬港元）。

即使他公開表明不支持曬燈，但 Holick 也曾形容曬燈床在適當使用下是維他命 D 的建議來源。這當然又是錢作怪，UV 基金會（前室內曬燈協會旗下的非牟利機構）在 2004-2006 年曾向波士頓大學捐出 15 萬美元，指定 Holick 進行研究。不過，在 2009 年國際癌症研究機構（IARC）已將曬燈床列為第一類致癌物，指有足夠證據證明類似的產品對人類致癌[2]。

事實上，在 2004 年當時主管波士頓大學皮膚學部的 Barbara Gischrest 博士，曾因為利益輸送問題，要求 Holick 辭去該學部的職務，但最終 Holick 仍保留著內分泌學、糖尿病、營養與體重管理學部教授一職。他更在 2010 年出版的書 The Vitamin D Solution 中，指自己是因為堅定支持親親太陽而被逼請辭。

美國國家醫學院2010年發表長達1,132頁的「缺乏維他命D」報告[3]，Holick也是其中一位作者。該報告指大部份美國人有足夠維他命D，建議醫生只針對高風險如患骨質疏鬆人士進行維他命D測試。然而在2011年6月刊出、Holick 同樣有份撰寫的美國內分泌學會 (The Endocrine Society) 研究[4]卻指，維他命D缺乏在所有年齡層都非常常見，提議超過一半美國人口進行測試，以了解體內維他命D是否不足，當中包括黑人、拉丁裔與癡肥人士——這些人通常都比其他人體內有較少維他命D。由於內分泌學會向來的建議都被廣泛受醫院、醫生以至商業實驗室使用，這份報告的結果亦被業界照單全收，兼帶來龐大商機。現時維他命D已是美國醫療保險保障下第五多人做的測試。

食用維他命 D 效果存疑

內分泌學會報告認為每個人的每毫升血液要有30毫克維他命D才是健康，國家醫學院的報告則認為每毫升血液有20毫克維他命D已經屬健康水平，但很多商業實驗室都採用前者標準，根據這標準 80% 美國人都會是維他命D不足，需額外服用維他命D補充劑。

問題是幾多維他命D等於健康？太少、太多又會有甚麼影響。不妨參考一下 2017年刊於《美國醫學會雜誌 (JAMA)》的研究[5]。

該研究重新分析涉及超過5萬名50歲健康且未有住院人士的33份臨床測試，這些測試均有對比鈣片、維他命D與安慰劑效應或無治療時的分別。重點是這份研究得出結論

指，無論劑量、性別、病史，以至膳食中鈣的攝取量多寡，食鈣片與維他命D都無法預防這些人骨折或髖骨（hip bone）骨折。

健康食品業界對研究自然很大反應。天然產品協會主席 Daniel Fabricant 當時向《美盛頓郵報》表示，研究僅集中於分析最健康的人口，沒有關心有骨折病史或患骨質疏鬆人士的情況。他又批評，研究對這些人口攝取補充劑份量的分析欠奉，並無真正了解全部人的需要。

這個研究的確沒有全面了解其他情況下服用這兩種補充劑的好與壞，此前維他命D被發現除了保護骨骼之外亦與減低患糖尿病、心臟病風險，改善免疫功能、生殖健康有關。不過，學界近年也開始質疑早期維他命D研究誇大其辭，而且學者無法複製到此前研究的結果。2017年4月刊於《JAMA 心臟學》的報告[6]已指，每月高劑量的維他命D補充劑對預防心臟疾病無太大作用。

早於2013年，美國聯邦政府的健康建議小組預防醫學工作小組（US Preventive Services Task Force, USPSTF）已質疑額外服食鈣片與維他命D對骨折成效，並更改其指引僅建議 65歲以上獨居人士服用這兩種補充劑，亦不鼓勵停經後的女性服用補鈣。另外，USPSTF 認為現時成效證據不足或有衝突，其餘人士應在食用鈣片與維他命D前考慮風險。

2015年《美國醫學期刊（The American Journal of Medicine）》的文章[7]更曾指，每毫升血液有50毫克維他命D可能已經增加死亡風險，數字是內分泌學會報告研究聲稱的健康含量範圍。另外，哈佛旗下布萊根婦女醫院的JoAnn Manson醫生也曾向《紐時》表示，維他命D與疾病未必如想像中有因果關係——長期病患者因留在室內，又或是本身的病，才是令體內缺乏維他命D的原因，與之前所想大為不同。

而執筆之際，《刺針》也剛刊登了迄今最大型維他命D功效審視報告[8]，該報告亦明言維他命D補充劑不論高或低劑量也好，也無法預防食用者減低骨折機會或增加骨骼中的礦物密度，全球各衛生機構可能需要更改現有指引。

適當曬太陽可補鈣

維他命是有機化合物的統稱，是生物所需但又無法自體產生的微量營養成分，所以各種維他命本質上都有分別，例如維他命A如此前所說可由胡蘿蔔素轉化而成、維他命C是抗壞血酸（ascorbic acid）。維他命D則是類固醇化合物，是荷爾蒙前體，並會與陽光產生化學反應。

長久以來，營養學界都知道鈣與維他命D對維持骨骼健康非常重要，但強調是從日常膳食中攝取。就鈣而言，自然是吃多點奶類製品如芝士、乳酪等，但維他命D在食物中較為少見，最好的攝取方法是曬太陽與吃三文魚等脂肪較多的魚類。問題是，超過66%港人每日逗留於室內 6-10 小時，且絕大部份都怕曬黑，身體難以透過曬太陽製造足夠維他命D；結果這樣的生活模式造就全球維他命補充劑大賣，成就價值幾十億美元的龐大市場。

根據美國國家科學院國立醫學研究院（IOM）2010 年對維他命D與鈣攝取量的建議，每個成人最高的攝取量分別為600IU（國際單位）與1,000毫克。但市面上竟有出現 1000IU 的維他命D補充劑，雖然吃一粒不至於即時出現健康問題，但長遠攝取過量維他命D，會導致高血鈣（Hypercalcaemia），出現骨痛、腎石、心律不正常等症狀。

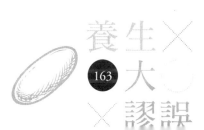

其實要骨骼健康飲食均衡好重要，亦要定期一周三次、每節30-45分鐘的負重運動，重量不用太多，量力而為就好，以刺激造骨細胞回復活躍，尤其年長人士應注意下半身的肌肉強度，多做髖關節肌群與強化下背肌的鍛練。此外，亦應減少過量攝取酒精，以及不要抽煙，避免維他命D的流失。

如果還是怕不夠維他命D，再簡單點，每周至少兩次在上午10時至下午3時在陽光底下露臉、手臂、雙腿位置曬5-30分鐘就可以了，不過記住別塗上防曬產品，以免皮膚接觸不到關鍵的紫外線！

參考資料：

1. Marshall, T. (2009, Oct 3). Holick explains how Vit D made the Dinosaurs extinct. Retrieved from https://www.marshallprotocol.com/forum39/13459.html

2. IARC. (2009, Jul 29). Sunbeds and UV Radiation. Retrieved from https://www.iarc.fr/en/media-centre/iarcnews/2009/sunbeds_uvradiation.php

3. Ross, A.C., Manson, J.E., Abrams, S.A. & et al. (2011). The 2011 Report on Dietary Reference Intakes for Calcium and Vitamin D from the Institute of Medicine: What Clinicians Need to Know. J Clin Endocrinol Metab. 2011 Jan; 96(1): 53–58. doi: 10.1210/jc.2010-2704

4. Holick, M.F., Binkley, N.C., Bischoff-Ferrari, H.A. & et al. (2011). Evaluation, Treatment, and Prevention of Vitamin D Deficiency: an Endocrine Society Clinical Practice Guideline. JCEM Volume 96, Issue 7, 1 July 2011, Pages 1911–1930. doi: 10.1210/jc.2011-0385

5. Zhao, J.G., Zeng, X.T. & et al. (2017). Association Between Calcium or Vitamin D Supplementation and Fracture Incidence in Community-Dwelling Older Adults. JAMA. 2017;318(24):2466-2482. doi:10.1001/jama.2017.19344

6. Scragg, R., Stewart, A.W., Waayer, D. & et al. (2017). Effect of Monthly High-Dose Vitamin D Supplementation on Cardiovascular Disease in the Vitamin D Assessment Study : A Randomized Clinical Trial. JAMA Cardiol. 2017 Jun 1;2(6):608-616. doi: 10.1001/jamacardio.2017.0175

7. Taylor, C.L., Thomas, P.R., Aloia, J.F. & et al. (2015). Questions About Vitamin D for Primary Care Practice: Input From an NIH Conference. The American Journal of Medicine vol 128, issue 11 page 1167-1170. doi: 10.1016/j.amjmed.2015.05.025

8. Bolland, M.J., Grey, A. & Avenell, A. (2018). Effects of vitamin D supplementation on musculoskeletal health: a systematic review, meta-analysis, and trial sequential analysis. The Lancet Diabetes & Endocrinology, published online Oct 4, 2018. DOI: 10.1016/S2213-8587(18)30265-1

4.3

維他命 E
護膚護心兼抗癌？

「有助延緩老化過程及提升皮膚健康狀態⋯」

當你以為這是宣傳護膚品字句，你就大錯特錯了。這是香港一個健康品牌用來推廣其維他命 E 丸的其中一段文宣。

你問十個香港人，可能有九個都不知維他命 E 有甚麼用，因為在市面上真的比較少見，但在外國，這種維他命被包裝成有多種神奇功效的營養，既能護膚又可提升免疫力，究竟有沒有根據呢？

普通食物已含豐富維他命 E

維他命 E 早於 1922 年由美國解剖學家 Herbert McLean Evans 與女醫生 Katharine Scott Bishop 發現[1]，到 1935 年 Evans 與另一女生物化學家 Gladys Anderson Emerson 在加州大學柏克萊分校，成功從小麥胚芽油分離出其中一種維他命 E α-生育酚（α-tocopherol）[2]。為何維他命 E 又叫生育酚？原來，Evans 的團隊發現維他命 E 這種脂溶性膳食因子，對老鼠正常生育不可或缺。

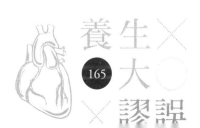

養生大謬誤

165

為數不少的動物研究顯示，維他命E是種抗氧化物(抗氧化物問題，於藍莓一章已詳細講述)，與心、肝、肌肉、神經系統健康、癌細胞發展有關，除此之外，過去的細胞研究又顯示，維他命E涉及免疫系統反應、細胞訊號與調控基因表達等[3]。

以現時學界所知，維他命E共有8種化學形態，而這些形態雖然都在身體中存在，但其濃度遠低於 α-生育酚，再加上較少被研究，因此現時只有 α-生育酚被視為可滿足人類需要——美國食物與營養委員 (FNB) 會建議的維他命E攝取量亦只著眼於 α-生育酚這個形態，所以強調現時所用數據存在「大量不確定性 (great uncertainties)」。

現時，FNB的每日建議攝取量是 14歲以上人士為22.4 IU (國際單位) 或15毫克 (mg)，13歲或以下小朋友則不應多於16.4IU或11毫克，年紀更小的自然也要攝取得更少。留意的是，根據美國食品藥品監督管理局 (FDA) 於2020年1月 1日生效的標籤管制，維他命E(以及其他脂溶性維他命)將只會以毫克取代過去的IU 標示含量，期望與其他國家有更劃一的膳食標籤。

不過，坊間卻有一些含400IU的維他命E補充劑。其實很多食物都含豐富維他命E，例如杏仁、乾果、菜油、綠葉蔬菜等。我們真的需要另吃這麼高劑量的補充劑嗎？

要知道維他命E需要脂肪幫助才可被身體吸收，所以採低脂膳食的人士體內可能有較少維他命E，但維他命E缺乏症在整體人口中仍相當罕見；如果人真的缺乏此種微量元素，會出現周邊神經病變、共濟失調 (Ataxia)、視網膜病變和免疫反應受損等。

未能有效預防心血管疾病

有好一段時間，維他命E曾被視為預防心臟病的重要微量元素：1993年的研究曾發現，連續兩年每日服食至少400IU維他命E補充劑的男女，可能減低患冠心病風險達20-40%[4][5]。

不過，更多後來的研究卻未有發現維他命E與心臟健康有清晰關係。例如意大利心臟研究團隊 GISSI 於1999年所做的大型研究[6]顯示，11,000個曾心臟病發人士逾三年來服用維他命E補充劑後，卻未能有效地預防再次發病的功效。

而2000年公佈的大型研究 HOPE (Heart Outcome Prevention Evaluation)[7]，追蹤約9,500已確診心臟病或有較高患心臟病人士，在服用長達4年維他命E後，均無助改善心臟健康；此研究被團隊延長 4 年後[8]，發現吃維他命的志願者甚至有更高心臟衰竭風險。這個結果亦致使美國心臟協會曾發出報告[9]，指科學證據顯示抗氧化維他命補充劑（包括維他命E），無法減低患心血管疾病風險。

不過，這些大型研究未有發現到維他命E與心臟健康的關係，有機會是因為心臟病患者本身風險較大，而部份藥物如阿士匹靈、β 受體阻斷劑(beta blockers)可能掩蓋了維他命E的作用。

那在健康人口的相關研究又如何？

曾有研究追蹤 4萬名健康女性達10年[10]，每日服用高劑量(600 IU)維他命E的一批志願者，對比其他人並無減少中風、心臟病發等主要心臟問題的風險。不過，研究團隊將出現主要心臟問題的志願者數據抽離再分析時，卻發現有吃維他命E的女性心臟問題相關死亡率低 24%；同時維他命E亦減低 65歲或以上女性因心臟問題的死亡率達26%。

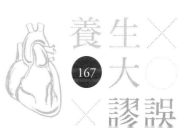

167

然而，其他健康人士的研究則未有發現類似的維他命E好處。2004年發表的SU.VI.MAX 大型研究[11]顯示，相對較低劑量(44.7IU, 但仍比每日建議攝取量高約一倍)的維他命E補充劑，可減低男性任何病理以及癌症死亡風險，但女性身上則無類似效果，同時無論男女維他命E連同其他抗氧化劑也無減低患心臟病風險。另一個為期八年、針對中年男人的研究[12]也指出，無論是隔日單獨服食維他命E或連同維他命C補充劑服用，均未能預防中風、心臟病相關死亡風險。

所以，如果有人叫你吃維他命E預防心臟病，你大可以當耳邊風，左耳入右耳出。

防癌說法無稽

至於維他命E與防癌關係，比預防心臟病更站不住腳。除了上述的SU.VI.MAX 研究，以及部份研究顯示，維他命E對患較後期前列腺癌的煙民健康有幫助，其他觀察研究均未能顯示，維他命E可預防任何一種癌症。

其中一份簡稱為SELECT的研究[13]，分析了維他命E與硒 (Selenium) 對預防健康男士患前列腺癌有否幫助。該研究曾預計維持7-12年，但中途已被暫停，因為當時已有足夠證據顯示兩者不能預防包括前列腺癌的任何癌症。研究團隊後來又續繼追蹤這些志願者的情況[14]，在2011 發表後續報告，指單獨服用維他命E的男性患前列腺癌風險比其他人高17%，而服用維他命E與硒則無明顯增加人患前列腺癌風險。

醫學界亦曾測試過維他命E，到底能否改善白內障、老年性黃斑部病變 (age-related macular degeneration, AMD)，以及腦退化等認知病變的問題。

至少兩個研究顯示，如果單是服用維他命E不能改善AMD
與白內障病情[15][16]，但亦有為期6年的研究[17]指，維他命E
連同維他命C、鋅及β胡蘿蔔素一起服食，可能可預防
AMD，但非白內障。到底要吃甚麼緩減眼退化問題，
學界也未太清楚，更何況賣補充劑的商家呢？

學界亦一直試圖解決認知障礙症、柏金遜症、
腦退化以及其他大腦及神經系統慢性疾病的起
源，大部份都著眼於自由基（free radical）有否損害大
腦及神經系統細胞。但到目前為止，幾乎沒有證據表明
維他命E可以幫助預防這些疾病，或者為已患有這些疾病
的人提供任何益處——就算有幫助也只是源於膳食中本身
的維他命E，而非來自補充劑。

另外，有沒有發覺我一直沒說過，維他命E與皮膚抗衰老的問題？
因為類似的說法只由維他命E的抗氧化能力衍生出來，學界一直無大型
獨立研究證明此種說法。

吃濃縮藥丸 不如吃新鮮食物

肯塔基大學生物統計學系教授Ricahrd J. Kryscio的團隊曾在2017年發
表過報告[18]，指服用維他命E或配合硒服用，均無法預防老年人患認知
障礙症與腦退化機會。他當時曾表示，可能是劑量或維他命E形態不適
合才有如此結果，但他仍相信，使用另一種形態的維他命E未必代表扭
轉研究結論，服用這些微量元素是不能預防患認知相關病症。

美國國家癌症研究中心預防癌症部總監Barry Kramer也曾在《紐約時報》
訪問時指，自1999年美國國立衛生研究院（NIH）已投放逾24億，研究維

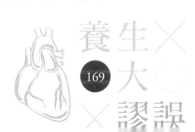

養生大謬誤

他命與礦物質補充劑如何改善人體健康，但一直未能找到強力證據，用以建議整體人口應該食吃哪種維他命與礦物質補充劑。

Kramer指問題其中一個重點是，可能學界對維他命的假設根本就是錯，例如以為人需要比正常膳食攝取更多維他命、超大劑量是安全的、又或自以為是可以將新鮮蔬果的好處濃縮成藥丸等。

要在此提醒，正在服用抗凝血、抗血小板、降血脂藥物的朋友，以及在做化療和放射治療的患癌病人，應注意維他命E可能會影響療程，如果真的覺得需要服用這些補充劑，絕對要徵詢主診醫生，避免耽誤治療。

至於好健康但自以為不健康的你，會否考慮多做點運動、多吃新鮮食物，而非做個藥罐子呢？如果想補充維他命E，吃乾果是不錯的選擇，但留意香口的乾果很易吃過不停，吃太多反而不健康，每日最多吃約30克乾果（大概為15粒腰果或20粒杏仁）；另外，因為乾果很易氧化變質，例如花生更易在溫度和濕度條件下由黃麴霉菌（Aspergillus flavus）產生黃麴毒素（aflatoxin）；這種毒素已被世衛視為第一類致癌物，不單會影響兒童發展、造成肝癌，大劑量攝取更會致命，所以最好每次也只買少量乾果並以密封形式將之保存。

參考資料：

1. Bishop, K.S. & Evans, H.M. (1922). On The Existence of a Hitherto Unrecognized Dietary Factor Essential for Reproduction. Science 08 Dec1922: Vol. 56, Issue 1458, pp. 650-651. DOI: 10.1126/science.56.1458.650

2. Oakes, E.H. (2007). Emerson, Gladys Anderson in Encyclopedia of World Scientists (pp. 211–212). New York: Facts on File

3. Traber, M.G. (2006). Vitamin E. In: Shils, M.E., Shike, M., Ross, A.C., Caballero, B. & Cousins, R. (eds). Modern Nutrition in Health and Disease. 10th ed. Baltimore, MD: Lippincott Williams & Wilkins, 2006;396-411

4. Stampfer, M.J., Hennekens, C.H., Manson, J.E. & et al. (1993). Vitamin E consumption and the risk of coronary disease in women. N Engl J Med.1993 May 20;328(20):1444-9. doi: 10.1056/NEJM199305203282003

5. Rimm, E.B., Stampfer, M.J., Ascherio, A. & et al. (1993). Vitamin E consumption and the risk of coronary heart disease in men. N Engl J Med.1993 May 20;328(20):1450-6. DOI: 10.1056/NEJM199305203282004

6. GISSI. (1999). Dietary supplementation with n-3 polyunsaturated fatty acids and vitamin E after myocardial infarction: results of the GISSI-Prevenzione trial. Gruppo Italiano per lo Studio della Sopravvivenza nell'Infarto miocardico. Lancet.1999 Aug 7;354(9177):447-55. doi: 10.1016/S0140-6736(99)07072-5

7. Yusuf, S., Dagenais, G., Pogue, J. & et al. (2000). Vitamin E supplementation and cardiovascular events in high-risk patients. N Engl J Med. 2000;342:154-60. DOI: 10.1056/NEJM200001203420302

8. Lonn, E., Bosch, J., Yusuf, S. & et al. (2005). Effects of long-term vitamin E supplementation on cardiovascular events and cancer: a randomized controlled trial. JAMA. 2005;293:1338-47. DOI: 10.1001/jama.293.11.1338

9. Kris-Etherton, P.M., Lichtenstein, A.H., Howard, B.V. & et al. (2004). Antioxidant Vitamin Supplements and Cardiovascular Disease. Circulation. 2004;110:637–641

10. Lee, I.M., Cook, N.R., Gaziano, J.M. & et al. (2005). Vitamin E in the primary prevention of cardiovascular disease and cancer: the Women's Health Study: a randomized controlled trial. JAMA. 2005;294:56-65. DOI: 10.1001/jama.294.1.56

11. Hercberg, S., Galan, P., Preziosi, P. & et al. (2004). The SU.VI.MAX Study: a randomized, placebo-controlled trial of the health effects of antioxidant vitamins and minerals. Arch Intern Med. 2004;164:2335-42. doi:10.1001/archinte.165.3.286

12. Sesso, H.D., Buring, J.E., Christen, W.G. & et al. (2008). Vitamins E and C in the prevention of cardiovascular disease in men: the Physicians' Health Study II randomized controlled trial. JAMA. 2008;300:2123-33. doi: 10.1001/jama.2008.600

13. Lippman, S.M., Klein, E.A., Goodman, P.J. & et al. (2009). Effect of selenium and vitamin E on risk of prostate cancer and other cancers: the Selenium and Vitamin E Cancer Prevention Trial (SELECT). JAMA. 2009;301:39-51. doi: 10.1001/jama.2008.864

14. Klein, E.A., Thompson, I.M., Jr., Tangen, C.M. & et al. (2011). Vitamin E and the risk of prostate cancer: the Selenium and Vitamin E Cancer Prevention Trial (SELECT). JAMA. 2011;306:1549-56. doi: 10.1001/jama.2011.1437

15. Chong, E.W., Wong, T.Y., Kreis, A.J., Simpson, J.A. & Guymer, R.H. (2007). Dietary antioxidants and primary prevention of age related macular degeneration: systematic review and meta-analysis. BMJ. 2007;335:755. doi: 10.1136/bmj.39350.500428.47

16. Christen, W.G., Glynn, R.J., Chew, E.Y. & Buring, J.E. (2010). Vitamin E and age-related macular degeneration in a randomized trial of women. Ophthalmology. 2010;117:1163-8. doi:10.1136/bmj.325.7354.0

17. NIH. (May 2013). Age-Related Eye Disease Study 2 (AREDS2). Retrieved from https://www.nei.nih.gov/AREDS2

18. Kryscio, R.J., Abner, E.L. & et al. (2017). Association of Antioxidant Supplement Use and Dementia in the Prevention of Alzheimer's Disease by Vitamin E and Selenium Trial (PREADViSE). JAMA Neurol. 2017;74(5):567-573. doi:10.1001/jamaneurol.2016.5778

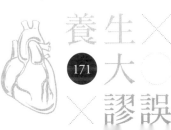

養生大謬誤

171

維他命K
補血、補骨靠得住？

未必個個聽過維他命K的大名，但對我們的身體非常重要：維他命K主要幫助人體受傷時凝血。而近年，甚至有指多攝取維他命K可減低骨質疏鬆，因而加入於奶粉之中。然而，2006年香港食物安全中心曾接獲世衛通知，呼籲服用抗凝血藥華法林（Warfarin）的人士在飲用品牌安怡加入維他命K的PhytoK 奶類產品前應尋求醫生意見。

到底攝取這種維他命K有什地方要注意呢？

過多維他命 K 會排出體外

維他命K是種脂溶性維他命，最早由丹麥生物化學家Henrik Dam 於1930年代，複製加拿大安大略農業學院的研究時無意中發現維他命K。原實驗使用哥羅芳移除所有雞飼料的脂肪，然後再觀察雞的健康，並發現雞隻食用這些飼料後，身上釘有標記之處均出現流血不止情況[1]。

而Dam 則發現，就算加入純化膽固醇都無法令雞隻止血，推測當中有一種與膽固醇結合的微量原素幫助止血，最初 Dam 將之稱為「凝血維他命（coagulation vitamin）」，後來研究報告於德國科學期刊刊出，

Coagulation 被寫成 Koagulation，因此凝血維他命被簡稱為維他命 K 至今。Dam 也因發現維他命 K 與另一位學者 Edward Doisy 在 1943 年獲得諾貝爾醫學獎。

維他命 K 實際上可再細分成維他命 K1 與 K2。前者的化學名字為葉綠基甲萘醌（Phylloquinone），廣泛存在於綠色植物中，但會在陽光下會被分解；後者則稱為四烯甲萘醌（Menaquinone），根據其附帶的有機化合物醌（Quinone）鏈長度，可再分為 MK-4 至 MK13。在人體中，絕大部份維他命 K2 由腸道細菌製造，只有 MK-4 是由維他命 K1 轉化而成，不經任何細菌活動[2]。

人類也曾經合成過維他命 K3 以醫治維他命 K 缺乏症，但後來發覺會影響體內抗氧化物穀胱甘肽（Glutathione）的功能，對細胞膜造成破壞，現時已停止使用[3]。

由於維他命 K 作為一些羧化酶（carboxylase）的輔酶（coenzyme），以製造凝血蛋白與骨質新陳代謝[4]，因此大部份商家都以此作招徠，宣傳自己的維他命 K 補充劑。另外，心臟肌肉、骨與軟骨之中，也帶有從維他命 K 衍生的基質 Gla 蛋白（Matrix Gla Protein），現時也有不少研究了解其是否有助減少體內不尋常鈣化作用[5]，但現時科學證據暫未有明確顯示維他命 K 與改善如心血管鈣化有幫助。

維他命 K 靠脂蛋白，而非「單飛」在體內流動；對比其他脂溶性維他命，維他命 K 在血液中的含量也較少，這是因為身體只會保留最多 40% 的維他命 K，其餘都會尿液與糞便排出體外[6]。

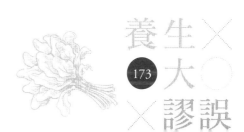

大部份情況下，體內維他命K含量是不受常規檢驗檢測，除非有出血失調症狀，凝血時間異於常人地慢，才會作進一步分析體內是否維他命K不足。正常來說，即使維他命K稍為偏低，只要無流血不止情況也不會對身體有太大影響。

人體能自產維他命K

根據美國食物與營養委員會（FNB）現時建議，成人維他命K足夠攝取量(Adequate Intakes, AI）分別為男性120微克、女性為90微克。而新生嬰因為未能即時從身體製造維他命K，在生產後會立即接受維他命K注射，避免其出現新生嬰出血症（Vitamin K deficiency bleeding, VKDB）。

這個病會造成新生嬰皮膚出現瘀血，甚至腦出血，情況更可延至出生後數月才發生，因此早在1961年美國兒科學會已建議新生嬰必須「捱」這一針[7]；香港嬰兒也必須接受維他命K針，但不會於兒童免疫針咭中顯示。

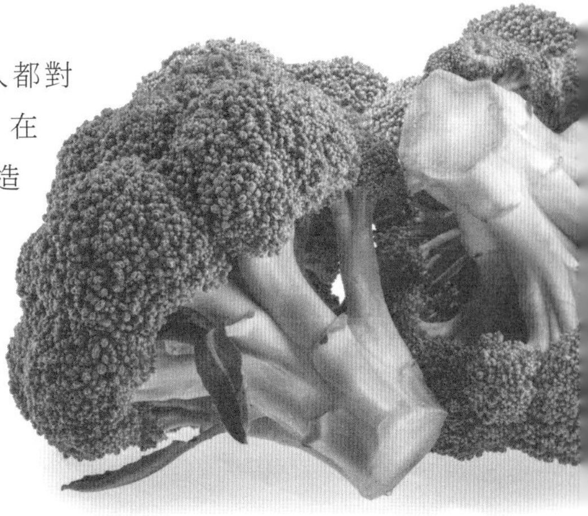

不過，隨著反疫苗浪潮聲勢越大，很多人都對「針」敬而遠之，要更天然地生產健康孩子。在2012年，這種主張單是在美國田納西州就造成4個新生嬰有VKDB 並且喪命，據研究顯示，不接受維他命K注射的人數更有上升趨勢，值得留意[8]。

想要吸收多點維他命K1，其實可以多吃菠菜西蘭花等綠色蔬菜、菜油與生果；肉類、

奶製品與蛋的維他命K1含量較少，但屬不錯的維他命K2來源；至於日本名物之一的納豆則是維他命K2含量最多的食物（當然你要接受到它的味道），其他發酵食品因細菌活動，也有很豐富的維他命K2。然而，維他命K1本身與葉綠素緊密結合，以菠菜做例，人體大概只攝取到當中4-17%的維他命K1。

維他命K因為與骨鈣蛋白（osteocalcin）的化學修飾過程有關，因此多年來都有研究了解相關作用，從而減少人類患嚴重骨質疏鬆。2006年的大型審視報告指[9]，13個研究中有12個顯示維他命K1與MK-4可改善骨質密度，而七個研究有包括骨折數據，全部均顯示不論每日服食15或45毫克 MK-4，均可減少髖部、脊椎骨和所有非脊椎骨骨折的機會率。不過，大部份研究均在日本進行，且只涉及停經後婦女，結果未必能完全套用於全球所有人口。

隨後一項臨床試驗發現[10]，連續三年每日服食180微克的MK-7，可改善停經後婦女骨骼強度，以及減少胸腔以下脊椎椎體高度的損失。

然而，其他隨機臨床試驗[11 12]，都顯示維他命K補充劑對不論男性或女性老人，都無影響其骨質密度。其中一個研究，涉及381名停經後婦女每天服食1毫克維他命K1、45毫克MK-4或安慰劑長達12個月，所有參與者同時每日要食630毫克鈣和400IU維他命D3。

研究顯示，與接受安慰劑的參與者相比，服食維他命K1或MK-4的一組體內有顯著更低水平的非羧化骨鈣蛋白（非羧化骨鈣蛋白一直被指與低骨質有關）。但在所有組別中，腰椎或股骨近端的骨與密度無顯著差異。該團隊指出，此維他命K研究，加入維他命D與鈣對骨骼健康的重要性，這可能解釋到為何部份研究發現維他命K可改善骨骼健康。

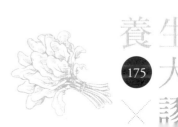

養生大謬誤

日本和部份亞洲地區，已以45毫克的MK-4作為治療骨質疏鬆症的藥物；歐洲食品安全局（EFSA）則批准了維他命K產品可聲稱改善骨質疏鬆的問題，但美國方面對此態度審慎，並不准許類似的健康聲稱。

長期病患不宜服用

雖然，FNB指維他命K單獨來看毒性相當低，就算攝取量高於AI，也不會有太大問題，但服用太多維他命K可能會令血凝固成血塊，造成血栓塞徵狀，增加罹患心臟病及腦中風的機會。

而服食抗凝血藥物（俗稱薄血藥）的長期病患者也應注意，服用大量維他命K，會抵消藥物的抗凝血能力，令本身的心或腦血管病情惡化。這也是為何2006年香港食物安全中心呼籲服用華法林的長期病患在飲用安怡PhytoK奶類產品前應尋求醫生意見。

另外，維他命K2由腸道細菌製造，如果因病服用抗生素時，體內維他命K製造量可能會被影響，而病情過於嚴重要延長抗生素療程超過數星期，可能就會令病人缺乏維他命K，屆時就可能要額外服用維他命K補充劑了。

切記買任何健康產品與補充劑，都不要盡信推銷手法，因為推銷的那位Auntie極大可能本身無相關專業醫療資格，只是背稿過日晨，靠她們助你變得健康，就等於摸着石頭過河，隨時一失足成千古恨了。

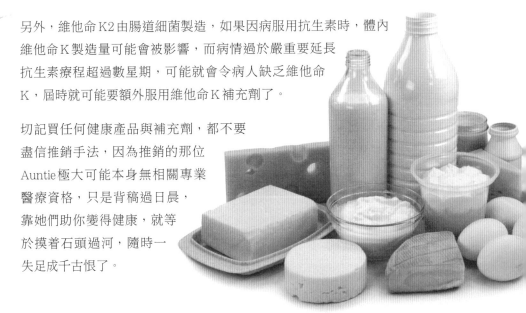

參考資料：

1. Shampoo, M.A. & Kyle, R.A. (1998). Henrik Dam ── Discoverer of Vitamin K. Mayo Clin Proc1998;73:46. Retrieved from https://www.mayoclinicproceedings.org/article/S0025-6196(11)63617-3/pdf

2. NIH. (26 September 2018). Vitamin K. Retrieved from https://ods.od.nih.gov/factsheets/VitaminK-HealthProfessional/

3. Oregon State University. (n.d.). Vitamin K. Retrieved from https://lpi.oregonstate.edu/mic/vitamins/vitamin-K

4. Coates, P.M., Betz, J.M., Blackman, M.R. & et al. (2010). Encyclopedia of Dietary Supplements (2nd Edition). London and New York: Informa Healthcare; 2010:136-43.

5. Schurgers, L.J. (2013). Vitamin K: key vitamin in controlling vascular calcification in chronic kidney disease. Kidney Int 2013;83:782-4. doi: 10.1038/ki.2013.26

6. Shearer, M.J. & Newman, P. (2008). Metabolism and cell biology of vitamin K. Thromb Haemost 2008;100:530-47. Retrieved from https://www.ncbi.nlm.nih.gov/pubmed/18841274?dopt=Abstract

7. American Academy of Pediatrics, Committee on Nutrition. (1961). Vitamin K compounds and the water-soluble analogues: use in therapy and prophylaxis in pediatrics. Pediatrics.1961;28 :501– 507.

8. Marcewicz, L.H., Clayton, J., Maenner, M. & et al. (2017). Parental Refusal of Vitamin K and Neonatal Preventive Services: A Need for Surveillance. Matern Child Health J. 2017 May; 21(5): 1079–1084. doi: 10.1007/s10995-016-2205-8

9. Cockayne, S., Adamson, J., Latham-New, S. & et al. (2006). Vitamin K and the prevention of fractures: systematic review and meta-analysis of randomized controlled trials. Arch Intern Med. 2006 Jun 26;166(12):1256-61. doi:10.1001/archinte.166.12.1256

10. Knapen, M.H, Drummen, N.E., Smit, E. & et al (2013). Three-year low-dose menaquinone-7 supplementation helps decrease bone loss in healthy postmenopausal women. Osteoporos Int 2013;24:2499-507. doi: 10.1007/s00198-013-2325-6

11. Booth, S.L., Dallal, G., Shea, M.K. & et al. (2008). Effect of vitamin K supplementation on bone loss in elderly men and women. J Clin Endocrinol Metab 2008;93:1217-23. doi: 10.1210/jc.2007-2490

12. Binkley, N., Harke, J., Krueger, D. & et al. (2009). Vitamin K treatment reduces undercarboxylated osteocalcin but does not alter bone turnover, density, or geometry in healthy postmenopausal North American women. J Bone Miner Res 2009;24:983-91. doi: 10.1359/jbmr.081254

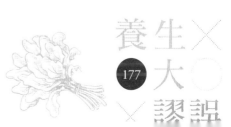

養生大謬誤

4.5

吸維他命 B12
氣霧成分可疑

電子煙對健康的影響因不同製造商的製作方式，而有所不同，這亦是其危險之處：你都不清楚自己吸了甚麼進身體。不過，仍有不少煙民選擇抽食「無臭」的電子煙。香港更因立法禁制電子煙搞到滿城風雨，被用家指無視其權利，亦被質疑為何不禁傳統煙草。

除了電子煙，美國現時也有類似電子煙的加熱維他命B12氣霧，兩者一樣在中小學生群組中是「潮人必備」，商家宣稱這種形式攝取維他命B12，身體更有效將之吸收，有科學根據。不過，所謂的「科學根據」基礎薄弱，而且極度過時，純屬推銷手段。

B12氣霧引起氣管敏感

其中一間售賣維他命B12氣霧的公司是 VitaminVape，該公司聲稱氣霧完全無毒性，比現時賣到成行成市的維他命丸更有效被身體吸收，亦與注射式維他命效用相若。那我就有個疑問：為何不注射呢？

該公司網頁列出六個「研究」連結，外行人看以為很科學，一打開雖不是亞視，但亦不遠矣：一半是介紹維他命B12的好處（有一個連結甚至只是猶他大學健康護理最新資訊頁面），另一半是連至1950-60年代的小型研究報告，最小型的研究甚至只在3個人身上測試B12氣霧的效用。

拆解維他命的

第四章 迷思

另一個重點是，這些研究所用的是冷霧（cool mist），而非電子煙的加熱煙霧；截至這一刻，根本就無研究分析過加熱 B12 氣霧對人體的好處。

除了成效，其安全性亦令人懷疑，因為氣管極為敏感，直接將加熱煙霧吸入肺部很有可能造成輕微支氣管炎[1]，這種情況亦已見於使用電子煙的煙民身上。整體而言，學界認為現時的電子煙或電子維他命煙霧並不安全，主要是因為成份不明，當中可能含重金屬，影響神經系統，其次部份甜味劑已被發現可能影響免疫系統。

事實上，就連這種新興維他命煙霧公司也「鬼打鬼」，爭論哪種維他命可被加熱吸入。在《科學人》（*Scientific American*）的訪問中，有公司就認為吸維他命 D 煙霧有毒，亦有公司引用 2017 年研究[2]指，食用維他命 B12 丸會增加肺癌機會，所以要吸 B12 煙霧。

針對惡性貧血

維他命 B12 有甚麼用？特別要推出氣霧版吸收保健康？

維他命 B12 是維他命 B 家族成員之一，亦是現時已知唯一一種含鈷（cobalt）離子的維他命，在身體中負責紅血球細胞正常形成、DNA 合成以及神經傳遞物的代謝。

這種奇怪又複雜的維他命發現故事相當特別，學界先發現惡性貧血（pernicious anemia）才一路抽絲剝繭經過約 80 年才找到它；過去亦有 6 個諾貝爾獎與 B12 直接或間接的發現有關。

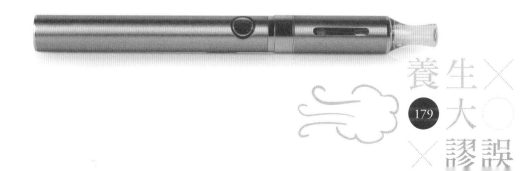

養生大謬誤

1849年英國醫生Thomas Addison是首度記錄惡性貧血病癥的學者[3]，這種病又稱為維他命B12缺乏性貧血，是種會影響胃黏膜致胃萎縮的自身免疫疾病，常見的症狀是容易疲倦、呼吸困難、胸痛、手腳麻木、平衡感與神經反射行為變差、抑鬱等，長期不作治理，可能會致死。

時間快速轉到1920年，美國醫生 George Whipple 發現狗隻服食大量肝臟，可醫治因失血造成的貧血情況，並以此觀察假設食用動物肝臟可醫治惡性貧血。1929年，美國內科醫生William Castle亦從正常人胃部發現一種「內因子」，但惡性貧血病患者的胃分泌物則沒有這種因子，而患者食用動物肝臟之後，可改善病情，Castle同樣假設能預防惡性貧血的「外因子」存在於動物的肝臟當中。這類食肝治病的倡議成功醫治不少惡性貧血病人，Whipple聯同William Murphy和George Minot更因此在1934年同獲諾貝爾生理學或醫學獎。

不過，直至1948年Karl A. Folkers與Alexander R. Todd才首度從肝臟分離出維他命B12[4]，到1956年英國女生物化學家Dorothy Hodgkin才破譯維他命B12的結構，並因此發現獲1964年諾貝爾化學獎。

茹素者要注意

閱讀至此，或者你會猜到維他命B12主要來自動物食品，包括肝臟、肉類、蛋與奶製品，一些經發酵食品也有不錯的維他命B12含量，而蔬果

並不存在這種微量元素，因此素食者是缺乏維他命B12高危一族，只能靠加維他命B12穀物產品，或服食補充劑滿足體內需求，不過這些產品不同品牌就有不同維他命B12含量，有惡性貧血症狀最好還是檢查一下身體。至於老年人胃部吸收差、患長期胃病者，以及剛做完胃部手術人士，亦可能有更高缺乏維他命B12風險。

不過，如果說維他命B12預防任何病，暫時也未有實質科學根據。大型研究HOPE2（Heart Outcome Prevention Evaluation 2)[5]，追蹤約5,500個已確診心臟病或有較高患心臟病長者，發現服含維他命B6、B9、B12補充劑的志願者無法減低心臟衰竭風險，相反更易出現心血管問題。這個結果致使美國心臟協會曾發表報告[6]，指科學證據顯示抗氧化維他命補充劑（包括維他命B雜與E），可減低患心血管疾病風險。

另外現時亦無大型研究顯示，維他命B12對整體認知能力有獨立影響，學界需更多研究，了解維他命B12是否有預防腦退化或失智症的功效。

相對其他維他命有較低毒性，但仍應注意維他命B12可能與某些抗生素以及胃藥互相影響吸收，故服食補充劑處應諮詢醫生意見。

如缺乏維他命B12，醫生會開出維他命B12注射劑，以避開因胃病出現的攝取屏障，比起所謂的新一代煙霧攝取，是更可靠與有效的治療方法；再者維他命B12噴霧全是即棄產品，極不環保，加劇已日益嚴重的氣候變化。總之，面對這些新式健康「發明」，保守點就最好，小心駛得萬年船啊！

參考資料：

1. Muthumalage, T., Prinz, M., Ansah, K.O. & et al. (2018). Inflammatory and Oxidative Responses Induced by Exposure to Commonly Used e-Cigarette Flavoring Chemicals and Flavored e-Liquids without Nicotine. Front. Physiol. 11 January 2018 doi: 10.3389/fphys.2017.01130

2. Brasky, T.M., White, E. & Chen, C.L. (2017). Long-Term, Supplemental, One-Carbon Metabolism–Related Vitamin B Use in Relation to Lung Cancer Risk in the Vitamins and Lifestyle (VITAL) Cohort. Journal of Clinical Oncology 35, no. 30 (October 20 2017) 3440-3448. DOI: 10.1200/JCO.2017.72.7735

3. Greer, J.P. (2014). Wintrobe's Clinical Hematology Thirteenth Edition. Chapter 36: Megaloblastic anemias: disorders of impairedDNAsynthesis by Ralph Carmel. Philadelphia, PA: Wolters Kluwer/Lippincott Williams & Wilkins.

4. Galdyshev, V. (2012). The 2012 Shorb Lecture - May 10, 2012. Retrieved from https://archive.is/20121212131529/http://ansc.umd.edu/shorb/#selection-523.81-523.96

5. Lonn, E., Bosch, J., Yusuf, S. & et al. (2005). Effects of long-term vitamin E supplementation on cardiovascular events and cancer: a randomized controlled trial. JAMA. 2005;293:1338-47. DOI: 10.1001/jama.293.11.1338

6. Kris-Etherton, P.M., Lichtenstein, A.H., Howard, B.V. & et al. (2004). Antioxidant Vitamin Supplements and Cardiovascular Disease. Circulation. 2004;110:637–641

拆解維他命的

第四章

迷思

4.6 維他命 A 護眼、防骨折？

維他命 A 可能是最多人知吃得多會中毒的維他命，因為近年都有不少報道談及這個問題，例如 2006 年有人吃魚肝吃到出現噁心、嘔吐不適，甚至第二天出現全身脫皮情況。

為何有這麼嚇人的後果，我們仍然要吃維他命 A 呢？

維他命 A 可從肝臟、奶製品攝取

首先要知道，維他命 A 是種脂溶性維他命[1]，會隨脂肪吸收並在體內儲積，其排泄率相對其他水溶性維他命低；顧名思義維他命 B 與 C 這些水溶性維他命，會溶於水過量則會隨排洩物排出，且容易在烹調中遇熱破壞。因此吸收後體內儲存量很少，也較難造成急性中毒(但不等於無毒)。

另外，人體是一個極度複雜的系統，作為微量要素的各種維他命，往往都有多重功能，有的甚至功能重疊，總之就是一個都不能少——這也是很多維他命補充劑聲稱有多種功能之源。

而發現維他命 A 的歷史超過一百年，最早的相關文獻來自 1816 年。當時，法國醫生 François Magendie 於狗隻營養實驗中，記錄了如果缺乏

養生大謬誤

183

某種營份，狗隻會角膜潰瘍，且有更高死亡率，發現與巴黎貧民窟棄嬰情況相似。

在1912年，英國生物化學家Frederick Gowland Hopkins發現在牛奶中有一種只有極少量的脂溶性份子，對支持生命有莫大幫助。後來經過不同團隊歷年研究，在1920年正式將這種脂溶性份子命名為維他命A，但其化學結構到1932年才被瑞士有機化學家Paul Karrer首度描述。而Hopkins與Karrer亦因為與維他命相關研究，分別在1929年與1937年獲諾貝爾醫學獎和諾貝爾化學獎[2]。

此後，陸陸續續有更多研究，了解維他命A的功能。現時我們已知維他命A與細胞生長、視力、免疫系統以及骨健康有關。

人類飲食中，會以兩種形式攝取維生素A：第一種是來自「既成維生素A（preformed vitamin A）」，通常會以視黃醇（retional）及其相關結構出現。動物食品尤其肝臟、奶製品、其他加入維他命A的穀物產品，都是這類維他命A的來源。

第二種維他命A是「維他命原 A（provitamin A）」，主要為 β-胡蘿蔔素（beta-carotene），另外亦包括 α-胡蘿蔔素（alpha-carotene）及 β-葉黃素（beta-cryptoxanthin）。這些維他命原 A 只來自蔬果，當中含量較為豐富的有紅蘿蔔、橙、蕃茄、哈密瓜等偏黃瓜果，綠色蔬菜也是相當不錯的維他命原A來源。

不過，無論是哪種維他命A，在細胞內都需要代謝成維他命A活性型態視黃醇與維他命A酸（retinoic acid），然後才運到肝臟儲存。

一般來說，成年男人與女人每日分別需要 3,000IU（國際單位）與約 2,330IU 的維他命 A，至於孕婦則大約需要 2,560IU；餵哺母乳的媽媽更應攝取約 4,330IU。

在豐裕國家，奶類製品通常都會加入維他命 A，再加上這些人能負擔大魚大肉，維他命 A 缺乏症是非常罕見的；然而，在發展中或貧窮國家，牲畜是性命財產不輕易殺生，維他命 A 缺乏症則較為普遍。據世衛估計，全球有超過 1.9 億學前兒童與 1,910 萬孕婦血液視黃醇含量不足每公升 0.7 微摩爾（micromoles/L），屬維他命 A 缺乏症患者[3]。

低維他命 A 攝取量會導致這些地區的兒童出現慢性腹瀉，眼睛變乾、在低光或黑暗情況下失去視力。另外，維他命 A 缺乏症通常也會伴隨低鐵攝取的症狀如貧血出現，增加患者受病原體感染後的死亡率[4]。

兒童和成人眼疾並不同

既然，缺乏維他命 A 導致一些可預防的兒童眼疾出現，依此推論，補充維他命 A 應該能減低老年性黃斑部病變（age-related macular degeneration, AMD）吧？

事實上，大型臨床研究 AREDS 發現高風險發展成晚期 AMD 長者，每日服用 15 毫克 β-胡蘿蔔素、400IU 維他命 E、500 毫克維他命 C、80 毫克鋅與 2 毫克銅長達五年，比吃安慰劑的對照組減少了 25% 發展成晚期 AMD 風險[5]。

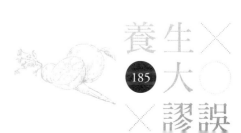

養生大謬誤

後續的AREDS2則再加入類胡蘿蔔素之一的葉黃素（lutein）與玉米黃素（zeaxanthin），以及omega-3脂肪酸於補充劑配方，但顯示對減低發展晚期 AMD 風險並無任何額外好處。更重要是，研究發現 β-胡蘿蔔素並非減低發展晚期 AMD 風險的必需成分：沒有 β-胡蘿蔔素的原始AREDS 補充劑配方同樣保護長者視網膜。

在更詳細的分析中，團隊顯示服食改良配方但葉黃素與玉米黃素攝取量最低的長者，比無服用不含這些類胡蘿蔔素的人，減少26%患晚期AMD 風險；同時，服用含該兩種類胡蘿蔔素而無 β-胡蘿蔔素配方的長者，比食有 β-胡蘿蔔素但無兩種類胡蘿蔔素的人，患晚期 AMD 風險少18%[6]。

換言之，食維他命A丸能否等於可預防視力問題仍待進一步了解，如果你真的覺得有需要，先諮詢醫生意見，不應貿貿然停止服藥，以為吃多點補充劑或蔬果，就會醫好眼疾。例如有研究就曾發現[7]，DHA、銅、維他命C等多種成份都與眼睛健康有關，但你會只補充這些成份嗎？

研究目的一樣 但差異甚大

至於防骨折的故事就較為複雜。

2002年，哈佛大學主導的大型「護士健康研究計劃（Nurses' Health Study）」底下的其中一個研究顯示，停經後婦女從日常飲食與補充劑服用大劑量(6,600 IU)維他命A，其髖骨骨折機會比對照組高一倍[8]。

當年婦女的維他命A來源是綜合維他命丸，往往提供5,000IU維他命A，但在研究刊出後，生產商均將產品的維他命A含量調低。然而，此後的研究卻無法顯示維他命A與骨質或骨折風險有清晰關係，結果部份

生產商再次調高維他命A含量，部份香港出售的綜合維他命丸甚至含7,500IU維他命A[9]。

2009年，一份涉及逾7.5萬個停經後婦女的研究顯示，她們未有因高劑量維他命A而增加骨折機會，除了其中一批維他命D攝取量較低的一群婦女，可能有一定骨折風險[10]。2013年刊登的澳洲研究就指，以非常高劑量(25,000IU)的維他命A作為石棉工人預防癌症的方法，服用時間由1-16年不等，最終卻發現這批工人的骨折風險並無增加[11]。

同年，一份由西班牙學者撰寫的研究[12]卻指，血液中含最多維他命A的停經後婦女，有36%人患骨質疏鬆症的機會比血液含較少維他命A的人高7倍；而體內血液維他命D含量少於每毫升20納克的婦女，骨折風險更是最高的一批！

到2017年，一份超大型、涉及32萬20歲以上人士的審視報告[13]，發現每日視黃醇以及整體維他命A攝取量較高的人，總骨折風險會稍為較低，但髖骨折機會則比正常人高；而血液視黃醇含量較少的人會有更高的總骨折風險，當中包括髖骨折。至於服食較多 β 胡蘿蔔素的人與增加總骨折風險只有很弱的關係。該研究指，需更多臨床實驗，才可確認維他命A和 β 胡蘿蔔對骨折或骨質密度的關係。

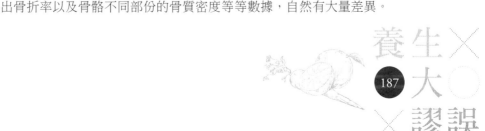

為何不同研究有差異甚大的結果呢？這主要是研究方法問題：部份研究是分析維他命A的估計攝取量，另一些則是血液維他命A含量，然後再以此找出骨折率以及骨骼不同部份的骨質密度等等數據，自然有大量差異。

養生大謬誤

消耗過量的維他命 A 需時

英國國家醫療服務系統（National Health Service）資料指，如果每星期食用超過一次動物肝臟，可能已攝取太多維他命 A，再加上服用綜合維他命與魚肝油，會出現維他命 A 過多症（Hypervitaminosis A）症狀，導致肝中毒、骨質疏鬆、皮膚問題，建議每日不應攝取多於 1.5 毫克維他命 A——這當然亦適用於有較高患骨質疏鬆症風險的老人家。

不過，引致潛在骨質問題的，只有視黃醇，刺激破骨細胞（osteoclast）生長破壞骨質，同時會抑制造骨細胞（osteoblast）活動干擾維他命 D 吸收與攝取。

孕婦更是高危一族，因為大劑量的維他命 A 可能會影響胎兒健康，令其出現先天缺陷，故建議孕婦避免進食動物肝臟。NHS 指，如果平常有均衡飲食，絕不需要擔心欠缺維他命 A。

另外，如果你真的攝取太多維他命 A，即使已停止服用，身體組織仍需大量時間消耗之，而造成的肝損傷亦未必能逆轉，所以真的不要一味以為有好處就猛灌維他命 A。

其實要視力好，有幾個小貼士送給你（當然不只這麼少）：

· 在戶外活動時，戴太陽眼鏡
· 避免長時間使用電腦、手機等電子產品，亦應注意與屏幕距離
· 避免在光度不足情況下閱讀

而如果你擔心骨質疏鬆，應及早多做負重訓練，從小補鈣亦對預防患有骨質疏鬆症有莫大關連，作為家長的你，應讓小朋友多曬太陽做運動，對住手機電視怕不夠健康而亂吃維他命真的很危險啊！

參考資料：

1.	NIH. (5 October 2018). Vitamin A Fact Sheet for Health Professionals. Retrieved from https://ods.od.nih.gov/factsheets/VitaminA-HealthProfessional/

2.	Semba, R.D. (2012). On the 'discovery' of vitamin A. Ann Nutr Metab. 2012;61(3):192-8. doi: 10.1159/000343124

3.	World Health Organization. (2009). Global Prevalence of Vitamin A Deficiency in Populations at Risk1995–2005: WHO Global Database on Vitamin A Deficiency. Geneva: World Health Organization; 2009. Retrieved from http://apps.who.int/iris/bitstream/handle/10665/44110/9789241598019_eng.pdf?ua=1

4.	Institute of Medicine, Food and Nutrition Board. (2011). Dietary Reference Intakes for Vitamin A, Vitamin K, Arsenic, Boron, Chromium, Copper, Iodine, Iron, Manganese, Molybdenum, Nickel, Silicon, Vanadium, and Zinc. Washington, DC: National Academy Press; 2001.

5.	A. Kassoff, J, Kassoff, J., Buehler, M. & et al. (2001). A randomized, placebo-controlled, clinical trial of high-dose supplementation with vitamins C and E, beta carotene, and zinc for age-related macular degeneration and vision loss: AREDS report no. 8. Arch Ophthalmol 2001;119:1417-36.

6.	The Age-Related Eye Disease Study 2 (AREDS2) Research Group. (2013). Lutein + zeaxanthin and omega-3 fatty acids for age-related macular degeneration: the Age-Related Eye Disease Study 2 (AREDS2) randomized clinical trial. JAMA 2013;309:2005-15. doi: 10.1001/jama.2013.4997

7.	Rasmussen, H.S. & Johnson, E.J. (2013). Nutrients for the aging eye. Clin Interv Aging. 2013; 8: 741-748. Doi: 10.2147/CIA.S45399

8.	Feskanich, D., Singh, V. Willett, W.C. & et al. (2002). Vitamin A intake and hip fractures among postmenopausal women. JAMA 2002 Jan 2;287(1):47-54. doi:10.1001/jama.287.1.47

9.	iHerb. (n.d.). Nature's Way, Alive! Once Daily Women's Ultra Potency Multi-Vitamin, 60 Tablets. Retrieved from https://hk.iherb.com/pr/Nature-s-Way-Alive-Once-Daily-Women-s-Ultra-Potency-Multi-Vitamin-60-Tablets/39614

10.	Caire-Juvera, G., Ritenbaugh, C., Wactawski-Wende, J. & et al. (2009). Vitamin A and retinol intakes and the risk of fractures among participants of the Women's Health Initiative Observational Study. Am J Clin Nutr. 2009 Jan;89(1):323-30 doi: 10.3945/ajcn.2008.26451

11.	Ambrosini, G.L., Bremner, A.P., Reid, A., Mackerras, D. & et al. (2013). No dose-dependent increase in fracture risk after long-term exposure to high doses of retinol or beta-carotene. Osteoporos Int. 2013 Apr;24(4):1285-93. doi: 10.1007/s00198-012-2131-6

12.	Mata-Granados, J.M., Cuenca-Acevedo, J.R. , Luque de Castro, M.D. & et al. (2013). Vitamin D insufficiency together with high serum levels of vitamin A increases the risk for osteoporosis in postmenopausal women. Archives of Osteoporosis 16 Feb 2013, 8:124. DOI: 10.1007/s11657-013-0124-5

13.	Zhang, X., Zhang, R., Moore, J.B., Wang, Y. & et al. (2017). The Effect of Vitamin A on Fracture Risk: A Meta-Analysis of Cohort Studies. Int J Environ Res Public Health. 2017 Sep 10;14(9). pii: E1043. doi: 10.3390/ijerph14091043

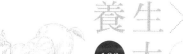

葉酸
孕婦與孩童健康
雙面刃

在大眾認知中，葉酸 (Folate) 與膽鹼 (Choline) 一樣，對孩童大腦發展有關鍵作用，因為所有品牌的奶粉都含葉酸，並以此作賣點。不過，懷孕媽媽吃完葉酸誕下的孩童，不一定就是資優童啊！如果個個都是資優童，還需要爭入大學嗎？

葉酸缺乏症非常見疾病

其實水溶性的葉酸屬維他命B家族之一，又稱為維他命B9。在身體中最主要的作用就是作為合成DNA與RNA 這些核酸，以及氨基酸代謝過程的單碳轉移輔酶(coezyme)，同時葉酸亦是一些其他重要新陳代謝過程的甲基供體(methyl donor)[1]。

如果身體缺乏葉酸則會造成「巨母細胞貧血症 (Megaloblastic anaemia)」，體內紅血球會變得異常大，且出現細胞核，出現包括疲勞、注意力不集中、易怒、頭痛、心悸和呼吸急促等症狀。另外，缺乏葉酸亦會令舌頭和口腔疼痛和潰瘍；皮膚、頭髮或指甲色素變化；胃腸炎症狀等等。

不過，葉酸缺乏症相當罕見，而且通常是與不良飲食、酗酒以及營養吸收不良疾病有關。

如孕婦懷孕期內的葉酸攝取量不足，除了會增加新生嬰出現嚴重腦部發展缺失或脊髓中的神經管缺失（neural tube defects, NTD）機會，亦會更易早產、新生嬰體重較輕，因此不少孕婦膳食補充劑也加入葉酸。

在英文中，Folate 與 Folic acid 均可視為葉酸，前者是指來自天然食物，後者則是人工合成所造，形態有所不同。據過去研究，85%的合成葉酸在與食物一起進食時，有85%能被身體利用，至於單獨服用則可達100%可用[2 3]，但不似天然葉酸可在腸道時消化變成有用形態，合成葉酸需要在肝或其他組織中才能被轉換使用。

那到底有甚麼食物含大量葉酸呢？從其名你也可能能推測到，蔬果是有比較多的葉酸，尤其是有深綠色的有葉植物，此外豆類、乾果、海鮮、蛋奶肉類也含豐富葉酸。而含量最多的則是以下幾種食物：菠菜、動物肝臟、露筍以及椰菜仔。

根據現時美國食物與營養委員(FNB)的建議每日攝取量，19歲以上人士應攝取400微克的葉酸；計劃懷孕或已懷孕的婦女則應每日攝取600微克葉酸。至於剛出世至6個月大的嬰孩應每日攝取65微克葉酸，7-12個月大的需攝取80微克，到1-3歲則增至150微克。

葉酸可降低患自閉症風險？

過去，葉酸已有大量研究講述其不同實際好處，但在本章只集中討論葉酸與孕婦及嬰孩健康的報告，讓準媽媽更清楚了解自己需要。

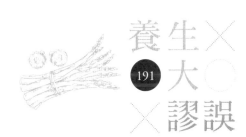

養生大謬誤

先說大家很關心的葉酸與自閉症關係。2017、2018年發表的5個不同研究均顯示,懷孕母親服用葉酸補充劑,可減低兒童未來患自閉症風險;就算孩童出現自閉症症狀也相對輕微。不過,當中機制學界仍未清楚了解,只估計是與DNA甲基化(methylation)這種改變遺傳表現的過程有關,當中可能會影響神經系統發展。

第一個研究數據是來自挪威288個服用抗癲癇藥如丙戊酸(valproic)等的女士在其328次懷孕情況[4]。這些藥物如何增加兒童患自閉症風險的機制同樣未被了解,但學界相信這些藥物會影響葉酸於體內的代謝與吸收率。其中260個接受調查孕婦指自己在知道孕孕前4周至懷孕12周期間已開始進食葉酸補充劑,而這段時間亦是胎兒腦部發展的黃金時期。

在受訪者懷孕17-30周時,她們開始報告葉酸補充劑攝取量。這批母親會於孩童18-36個月大時,再完成另一份問卷調查以評估孩子患自閉症傾向。

從未吃過葉酸母親所誕下的68個兒童,有11個(32%)於18個月大時已出現自閉症症狀,9個(26%)在36個月人時出現自閉症症狀。對比有服食葉酸母親誕下的兒童,有15個(9%)於18個月大時已出現自閉症症狀,8個(6%)在36個月大時出現自閉症症狀。

調整所有因素如孕婦年齡收入學歷吸煙習慣酗酒等等,團隊發現未有服用葉酸補充劑的母親誕下的兒童在18個月大時出現自閉症狀機會,是另一組的六倍;在兒童36個月大時更飆升至另一組的八倍。

團隊就建議,正在服用抗癲癇藥物的女性即使未有計劃懷孕,也應該定期服食葉酸補充劑。

另兩個研究則使用加州1997-2008年的新生嬰數據[5][6]。當這些兒童年齡約為二至五歲時,他們的母親會向研究團隊匯報其懷孕期間服用葉酸及其他維他命的情況。

其中一個研究調查葉酸補充劑能否減低兒童因環境殺蟲劑患自閉症風險;團隊發現如果母親攝取被平均高的葉酸,而又曝露於殺蟲劑之中,其孩子患自閉症機會是無曝露於殺蟲劑一組的1.3-1.9倍。相反,攝取的葉酸量比平均低,又曝露於殺蟲劑中的孩童則有兩倍機會患自閉症。

第二個則推算葉酸能否減低五種空氣污染物引致的患自閉症風險。該研究僅發現葉酸可能稍為緩和氮氧化合物的影響。

第四個研究[7]則發現,自閉童及其直系親屬比控制組,更有可能攜帶阻止葉酸進入大腦的抗體,如果這些抗體於母體出現,則會阻止葉酸透過胎盤進入嬰兒血液之中,顯示自閉症有遺傳成份。而第五份報告是個小型臨床試驗[8],顯示合成葉酸可減低自閉童的語言與溝通困難。

未有參與研究的哥倫比亞大學精神病學系教授Jeremy Veenstra-VanderWeele接受專注討論自閉症媒體Spetrum訪問時,曾指出這些研究並不代表父母應讓自閉童進食葉酸補充劑。

除了環境因素外,很多基因研究已指,「自閉基因」潛在於人類基因組多年[9],甚至在人類祖先與現代猿猴分家之時經已存在;有些「自閉基因」雖然在演化史上較後期才出現,但仍約有28萬年之久[10]。而且「自閉基因」大部份都有極高遺傳性[11]——不過仍有三分之一的基因來自複製錯誤或自發性異變所造成;2018年的研究[12]亦顯示,被稱為垃圾DNA(Junk DNA)的非編碼基因亦有可能增加後代患自閉症機會,而更令人意外的是這些基因傾向由無患自閉症父親一方傳到下一代。

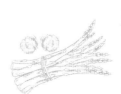
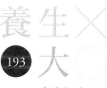

養生大謬誤

193

所以怕自己的孩子患自閉症，首先要去做孕前檢查，而非不斷進食葉酸或其他補腦營養品。

葉酸和妊娠毒血症的關係

部份流行病學研究亦顯示，攝取越多葉酸，孕婦患妊娠毒血症（pre-eclampsia）風險會較低，因此有些學者認為，每日服用高劑量葉酸可有效降低出現在孕婦第三孕期發生的嚴重高血壓病症，嚴重者可能會出現溶血、血小板過低、肝或腎功能受損等問題。

有團隊找來約2,300位孕婦測試此假設，發現說法並不正確[13]。這批孕婦均至少有一個患妊娠毒血症風險因素，例如高血壓或患糖尿病。其中一半人在懷孕第八至十六周期間，開始每日服用共4毫克葉酸補充劑直至嬰兒出生為止；對照組孕婦則每用服用安慰劑以及1.1毫克葉酸。結果發現兩組母親患妊娠毒血症以及誕下的嬰兒出現健康問題機會，只差1.3%。

那你會問：為何不再加大劑量呢？負責研究的渥太華大學婦產科及新生嬰護理學部教授Mark Walker 曾向《紐約時報》表示，現時學界根本不知道高劑量葉酸會造成甚麼長期影響，他警告醫學史上曾發生多次「萬能藥」變處方藥再成為毒藥的情況，強調如有需要可服用正常綜合維他命補充劑，僅此而已。

過量葉酸或會遮蓋其他疾病

據美國國立衛生研究院（NIH）資料，足夠的葉酸是可以避免患巨母細胞貧血症，但無法扭轉原有

神經創傷問題——這種情況有機會源自維他命B12缺乏。故此有專家指，攝取高劑量葉酸可能在神經創傷初期遮蓋了B12缺乏問題，到創傷浮現時已可能回天乏術無法救治。

圍孕期（periconception period）婦女如每日服食1,000微克葉酸補充劑，其孩子在4-5歲時所做的認知能力測試分數，也被發現低過服食400-999微克葉酸補充劑母親誕下的兒童[14]。香港消委會在2018年9月也曾提醒，坊間有類似高劑量補充劑，不建議市民長期服用，因為或會增加新生嬰兒患上自閉症機會。

更重要是，服食太多合成葉酸積聚體內，會減低自然殺傷細胞（natural killer cell）活動與數目，影響免疫系統運作[15]。而大家近年很擔心的兒童過敏反應，也可能與母親於懷孕後期的葉酸攝取過多有關[16]。總而言之，營養不是多就好，最緊要知足，均衡地多吃有益新鮮食物吧！

參考資料：

1. NIH. (n.d.). Folate. Retrieved from https://ods.od.nih.gov/factsheets/Folate-HealthProfessional/

2. Institute of Medicine, Food and Nutrition Board. (1998). Dietary Reference Intakes: Thiamin, Riboflavin, Niacin, Vitamin B6, Folate, Vitamin B12, Pantothenic Acid, Biotin, and Choline. Washington, DC: National Academy Press.

3. Carmel, R. (2005). Folic acid. In: Shils M, Shike M, Ross A, Caballero B, Cousins RJ, eds. Modern Nutrition in Health and Disease. 11th ed. Baltimore, MD: Lippincott Williams & Wilkins; 2005:470-81.

4. Bjørk, M., Riedel, B., Spigset, O., Veiby, G. & et al. (2018). Association of Folic Acid Supplementation During Pregnancy With the Risk of Autistic Traits in Children Exposed to Antiepileptic Drugs In Utero. JAMA Neurol. 2018 Feb 1;75(2):160-168. doi: 10.1001/jamaneurol.2017.3897

5. Schmidt, R.J., Kogan, V., Shelton, J.F. & et al. (2017). Combined Prenatal Pesticide Exposure and Folic Acid Intake in Relation to Autism Spectrum Disorder. Environ Health Perspect. 2017 Sep 8;125(9):097007. doi: 10.1289/EHP604

6. Goodrich, A.J., Volk, H.E., Tancredi, D.J. & et al. (2018). Joint effects of prenatal air pollutant exposure and maternal folic acid supplementation on risk of autism spectrum disorder. Autism Res. 2018 Jan;11(1):69-80. doi: 10.1002/aur.1885

養生 大 謬誤

7. Quadros, E.V., Sequeira, J.M., Brown, W.T. & et al. (2018). Folate receptor autoantibodies are prevalent in children diagnosed with autism spectrum disorder, their normal siblings and parents. Autism Res. 2018 May;11(5):707-712. doi: 10.1002/aur.1934

8. Frye, R.E., Slattery, J., Delhey, L. (2018). Folinic acid improves verbal communication in children with autism and language impairment: a randomized double-blind placebo-controlled trial. Mol Psychiatry. 2018 Feb;23(2):247-256. doi: 10.1038/mp.2016.168

9. Polimanti, R. & Gelernter, J. (2017). Widespread signatures of positive selection in common risk alleles associated to autism spectrum disorder. PLOS Genetics 13(2): e1006618. Doi:10.1371/journal.pgen.1006618

10. Nuttle, X., Giannuzzi, G., Duyzend, M.H. & et al. (2016). Emergence of a Homo sapiens-specific gene family and chromosome 16p11.2 CNV susceptibility. Nature 536, 205–209 (11 August 2016). doi:10.1038/nature19075

11. Baron-Cohen, S. (2016). Does Autism Occur More Often in Families of Physicists, Engineers, and Mathematicians?. Autism Vol 2, Issue 3, pp. 296 - 301, first published date: June-30-2016. doi:10.1177/1362361398023008

12. Brandler, W.M., Antaki, D., Gujral, M. & et al. (2018). Paternally inherited cis-regulatory structural variants are associated with autism. Science 20 Apr 2018: Vol. 360, Issue 6386, pp. 327-331. DOI: 10.1126/science.aan2261

13. Wu, W.S., Rennicks, W.R., Natalie, R. & et al. (2018). Effect of high dose folic acid supplementation in pregnancy on pre-eclampsia (FACT): double blind, phase III, randomised controlled, international, multicentre trial. BMJ 2018; 362 doi: https://doi.org/10.1136/bmj.k3478

14. Valera-Gran, D., Navarrete-Munoz, E.M., Garcia, de la Hera. M. & et al. (2017). Effect of maternal high dosages of folic acid supplements on neurocognitive development in children at 4-5 y of age: the prospective birth cohort Infancia y Medio Ambiente (INMA) study. Am J Clin Nutr 2017;106:878-87. doi. 10.3945/ajcn.117.152769

15. Troen, A.M., Mitchell, B., Sorensen, B. & et al. (2006). Unmetabolized folic acid in plasma is associated with reduced natural killer cell cytotoxicity among postmenopausal women. J Nutr 2006;136:189-94. doi: 10.1093/jn/136.1.189

16. Wooldridge, A.L., Bischof, R.J., Liu, H. (2018). Late-gestation maternal dietary methyl donor and cofactor supplementation in sheep partially reverses protection against allergic sensitization by IUGR. American Journal of Physiology vol314 (1). pp R22-R33. doi: 10.1152/ajpregu.00549.2016

拆解維他命的

第四章
迷思

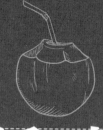
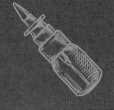
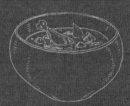

第五章

偏方與
另類療法

幾成真？

雞湯醫感冒？
專家這樣說…

隨著氣候變化加劇，香港人近年感受到反覆無常的天氣，秋冬季忽冷忽熱好易感冒，身邊朋友試過年尾病足半個月，無得去聖誕派對狂歡，真是慘慘豬；有些人相信不藥而癒，依靠食療偏方就治好這種「小病」，其中一種是煲雞湯。對，外國媽媽級一輩流行煲雞湯醫感冒！她們聲稱這不只是慰藉心靈，而是確實幫助你減少感冒症狀。到底是真是假？

所謂「醫感冒」的原理

事實上，早在12世紀猶太醫生邁蒙尼德 (Maimonides)已借鑑古希臘典籍，建議以雞湯醫治感冒或上呼吸道感染的良方[1]。然而，西式雞湯與中式雞湯（本章稍後討論）不同，會加入洋蔥、紅蘿蔔、西芹等多種蔬菜煮成，非只吃雞的精華。

哈佛醫學院旗下的Beth Israel Deaconess醫學中心 2018年底曾發新聞稿分析說法，臨床營養師Sandy Allonen指，雞湯可能真的幫助你舒緩感冒症狀。這是因為感冒時，補充水份非常重要，一碗暖湯既可補水，又可在寒冷天氣下，安撫你的心情，一舉兩得。而雞湯中的適量調味料，可令感冒「口淡淡」的你增加食慾補充能量，才可對抗病原體。

洋蔥、紅蘿蔔、西芹這些蔬菜含大量維他命C與K的維他命與其他礦物質；至於雞本身除這些微量要素外，亦含大量蛋白質，全都能大大增強免疫系統。另外，雞也含人體不能合成的必需胺基酸色胺酸（Tryptophan），這種胺基酸幫助身體製造血清素（serotonin），改善你生病時的情緒，讓你心理上感到較為舒服，令雞湯成為真正的comfort food。

還記得剛才說過「暖」這個點嗎？湯的蒸氣可打開病人的氣道，呼吸較為暢順，放鬆呼吸道相關肌肉，從而減輕感冒症狀造成的不適。

在2000年，內布拉斯加大學肺與重症醫學科醫學教授Stephen Rennard 團隊發表的研究[2]，曾發現傳統西式雞湯可顯著抑制血液白血球中最重要的嗜中性球(neutrophil) 遷移——當有細菌、病毒等病原體入侵身體時，嗜中性球等白血球細胞會趨向因病原造成的發炎或損傷部位遷徙處理問題，而雞湯與嗜中性球遷移多寡的關係則取決於湯的濃度。

另外，一如Allonen所說，該研究也顯示雞湯可透過熱力舒緩感冒症狀，所以基本上紅湯白湯老火湯，甚至是暖水熱檸茶也有類似效果。不過，Rennard 團隊在結語明言雞湯醫感冒很大程度是社交環境造成的安慰劑，並不建議大家以蔬菜或

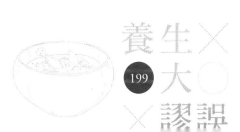

養生大謬誤

雞湯代替藥物醫治感冒。而且飲雞湯也有其風險，如出現過敏反應、因減少嗜中性球遷移而增加二次感染機會，以及飲湯嗆到（團隊確實這樣寫）。

至於中醫認為，雞湯不落其他藥材經已是補品，但同時強調雞湯並非藥物，應對照不同體質才可飲用舒緩感冒症狀。我不是中醫就無謂在此獻醜，但想說的是雞湯也適合婦女尤其產後媽媽補氣補血，所以近年更出現滴雞精這類產品，為新晉媽媽打氣進補一下。

「古法」滴雞精「近年」興起

那，滴雞精是甚麼？

市面上有不同品牌的滴雞精，全部都指自己的產品是以古法、長時間燉製，無添加、不破壞蛋白質，亦因為過程中以蒸氣不回流技術，確保雞精原汁原味無被水稀釋，保留所有雞的營養云云。簡單點講，滴雞精就是濃縮雞湯，如果沒有加入其他中藥材，基本就是雞一隻。

所以，吃雞不就行了嗎？你有所不知了，這個產品最好的地方就是低鈉、無脂肪、無膽固醇，果然為你想得周到。不過，如果是古法製造，為何近幾年才會出現「造福人群」呢？這是我理解不到的地方。

雖然這些產品都有證書證明其產品安全、含胺基酸、符合營養標籤等等。要記住合標準，不等於有其所聲稱的好處，再者，很多時都會用曖昧字眼來宣傳，例如其中一個來自台灣的品牌，就在網頁上標示產品「守護飲用者的身體健康」；不同於改善健康、增強免疫力等字眼，「守護飲用者的身體健康」不需要有科學研究證明其效用──如果真的有這些功效，那直接吃雞就好了，不用花這麼多心機又煲又燉，浪費地球能源。

雖然蛋白質會在高溫下會變性（denaturation），更易被消化與釋出胺基酸，但長期以高溫煮肉會令微量營養成份如維他命、礦物質流失；一些親油性的營養物質（維他命 A、D、E、K 等）亦有機會因為「無脂肪」的聲稱會被隔走，我想中醫所說的補身並非只一味吃胺基酸吧？另外，人體攝取過多胺基酸會增加肝臟負擔造成肝病，亦有可能影響神經系統運作[3]。

如果真的感冒，有人煲湯你飲，也是一種福氣啊，好好留在家裡休息別再出街亂逛，因為一呼吸可能也會傳播病毒[4]。

至於偏方、另類療法，當然不只這麼少！有的如維他命 B 雜不能醒酒，也無傷大雅，但食芝士、小梳打粉醫癌，你信就真的半隻腳踏進棺材了。

參考資料：

1. Schlag, J. (22 December 2015). Can chicken soup really cure body and soul?. The Conversation. Retrieved from https://theconversation.com/can-chicken-soup-really-cure-body-and-soul-52357

2. Yan, J., Grantham, M., Pantelic, J. & et al. (2018). Infectious virus in exhaled breath of symptomatic seasonal influenza cases from a college community. PNAS 2018, published ahead of print January 18, 2018, DOI: 10.1073/pnas.1716561115

3. Munro, H.M. (1978). Nutritional consequences of excess amino acid intake. Adv Exp Med Biol. 105:119-29.

4. Rennard, B.O., Etrl, R.F., Gossman, G.L. & et al. (2000). Chicken Soup Inhibits Neutrophil Chemotaxis In Vitro. Chest. 2000 Oct;118(4):1150-7. DOI: 10.1378/chest.118.4.1150

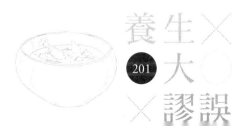

養生 × 大謬誤

亞麻籽油
加茅屋芝士抗癌?

「《布緯食療》豈止美容那麼簡單,布緯醫生發明這個食療的本來
目的,是為了治療絕症,後來經過臨床驗證,知道這個
食療可以治癒各種癌症,成功率是百分之九十…」——
取自2012年2月3日刊於《蘋果日報》嚴浩專欄

認識布緯食療

除了第二章說過的蘋果醋,過氣大導嚴浩更喜歡教人食療抗癌,上述的
布緯食療(Budwig Protocol / Budwig Diet)是其中一種他大力推介的抗
癌大法。

這個食療由德國生物化學家Johanna Budwig 在1952年提出[1],她認為
只要進食亞麻籽油(flaxseed oil)與茅屋芝士(cottage cheese),當中的豐
富Omega-3脂肪酸可抑制癌細胞生長,而茅屋芝士中的高硫蛋白混和亞
麻籽油可令細胞更有效將 Omega-3脂肪酸吸收運用。不過食療強調不
可進食糖、肉、甲殼類、精製穀物、牛油或其他油份,以及不飲用茶或
咖啡,才可有效對抗癌症。

等等，即是除了亞麻籽油與茅屋芝士，基本上甚麼也不能吃？對！這種食療不單於香港小眾圈子中流行，亦在中台歐美等也有不少「信眾」跟隨——這可能是不少「養生」網站也有介紹食療所致，有一些網站介紹時甚至聲稱Johanna Budwig曾七次獲諾貝爾獎提名，試圖增加網站說服力。有趣的是，每年的諾貝爾獎提名名單並不會對外公佈，記錄亦會被封存50年後才解封，顯然七次提名說法是子虛烏有[2]。

「餓死」癌細胞前　先餓死自己

癌症本身，就是一些不能受身體原有基因與機制控制的病變細胞造成，而癌細胞需要大量能量與糖份生長，因此不少另類療法都指要「餓死」癌細胞禁吃糖份，布緯食療亦如是。

不過，脂肪也可轉化成健康細胞內的所需能量，而體內「能量貨幣」三磷酸腺苷（ATP），正正是由葡萄糖製造，所以禁吃糖份是無法殺死癌細胞。癌患者無法從飲食中攝取足夠能量，身體會透過糖原異生作用(Gluconeogenesis) 分解如肌肉蛋白質內的胺基酸，以及身體其他部份脂肪製造葡萄糖，結果令病人皮包骨，先餓死自己。

雖然近年部份研究[3][4]顯示，Omega-3脂肪酸可能可以抑制位於乳腺及肺的癌細胞生長，但全部研究均只在動物身上所做，並未有

養生✕大✕謬誤

臨床實驗證明對人體有效；其中一份研究更指魚油中的Omega-3脂肪酸癌細胞抑制力較高[5]，那麼我們吃魚油就好，不必這麼講究要吃亞麻籽油了，不是嗎？

而2018年一份審視報告直接分析過去亞麻籽油的研究[6]，指亞麻籽油的 α-亞麻酸（ALA）抑制位於乳癌大小、生長與擴散，甚至可能殺死癌細胞，另外亞麻籽連同正規抗癌藥物太莫西芬（Tamoxifen）服用，所減少的乳腺腫瘤大小，比單獨服用諾太莫西芬效果更好？但以上均為動物實驗結果。至於部份臨床實驗則顯示，亞麻籽可能可為停經後婦女提供防癌功效，然而效用並不明顯，因此該審視報告表明需要更多研究，了解亞麻籽在抗癌上的潛在能力。

錯過治療黃金時期　得不償失

正如非牟利機構英國癌症研究（Cancer Research UK）所說，現時並無科學證據，證明布緯食療可作為實際治癌手段。患癌病人更有機會因服食亞麻籽造成過敏反應、胃漲胃痛等的副作用。此外，多個研究[7][8]表明以嚴格禁食方法來用作為癌治療方法，會造成營養不良影響生理與其精神健康，並不建議病人採用之。

最有趣的現象是，當傳媒或某些養生達人在推廣另類療法時，絕大部份都不引用經過嚴謹醫學實證的研究報告，只會引用原本的理論加不明來歷如四姨個鄰居此類例子，但偏偏這種手法卻最能打動病人使用未經考證的療法，病人以為試試無妨，代價卻通常是錯過治療的黃金時期，不幸離世的病人自然無法控訴療法有多害人，結果偽醫師、偽養生達人不用負任何責任，繼續賣書、賣健康食材賺錢。

其實學界一直知道如何減低患癌風險：保持健康體重均衡飲食，多吃高纖蔬果、減少煙酒、勿過量吃紅肉與加工肉類。不過，城市人永遠以忙作藉口，再多的 wake up call 也不願改變習慣，如何抗衡這種心態是醫學界必須要做之事。

參考資料：

1. Mannion, C., Page, S., Bell, L.H. & Verhoef, M. (2010). Components of an anticancer diet: Dietary recommendations, restrictions and supplements of the Bill Henderson Protocol. Nutrients. 3 (1): 1–26. doi:10.3390/nu3010001

2. The Nobel Prize. (13 Jan 2019). Nomination and selection of Medicine Laureates. Retrieved from https://www.nobelprize.org/nomination/medicine/

3. Liu, J.J., Abdelmagid, S.A., Pinelli, C.J. & et al. (2018). Marine fish oil is more potent than plant-based n-3 polyunsaturated fatty acids in the prevention of mammary tumors. The Journal of Nutritional Biochemistry Volume 55, May 2018, Pages 41-52. doi: 10.1016/j.jnutbio.2017.12.011

4. LeMay-Nedjelski, L., Mason-Ennis, J.K., Taibi, A. & et al. (2018). Omega-3 Polyunsaturated Fatty Acids Time-Dependently Reduce Cell Viability and Oncogenic MicroRNA-21 Expression in Estrogen Receptor-Positive Breast Cancer Cells (MCF-7). Int. J. Mol. Sci. 2018,19(1), 244. doi:10.3390/ijms19010244

5. Roy, J., Watson, J.E., Fan, T.M. & et al. (2018). Antitumorigenic Properties of Omega-3 Endocannabinoid Epoxides. J. Med. Chem., 2018, 61 (13), pp 5569–5579. DOI: 10.1021/acs.jmedchem.8b00243

6. Calado, A., Neves, P.M., Santos, T. & Ravasco, P. (2018). The Effect of Flaxseed in Breast Cancer: A Literature Review. Front Nutr. 2018; 5: 4. doi: 10.3389/fnut.2018.00004

7. Hübner, J. & Hanf, V. (2013). Commonly Used Methods of Complementary Medicine in the Treatment of Breast Cancer. Breast Care. 2013 Oct; 8(5): 341–347. doi: 10.1159/000355705

8. Huebner, J., Marienfeld, S., Abbenhardt, C. & et al. (2014). Counseling Patients on Cancer Diets: A Review of the Literature and Recommendations for Clinical Practice. Anticancer Research 2014 Jan;34(1):39-48.

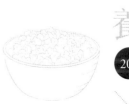
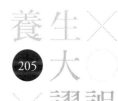

養生大謬誤

5.3

DMSO、碘原素抗癌
害死人

上章講過鄧小宇先生曾「分享」小梳打粉抗癌法，該療法不單違反
現今人類科學理論，亦無實質科學證據。鄧先生亦曾撰文
分享DMSO與atomidine（碘原素滴劑）能助癌病人對抗
癌症，更指樂意在一知半解下分享這些自然療法資訊。

工業用溶劑變醫學用藥

在醫學上，DMSO是二甲基亞　（Dimethyl sulfoxide），因極易滲透皮膚
但不破壞皮膚與其他皮膜，且可攜帶其他物質深入生物系統中，常被用
作藥物載體，而DMSO本身也有抗炎、止痛作用。

為何這種1960年代發現、在紙漿製造過程產生的副產品會成為自然療
法的抗癌藥？美國關節炎基金會在80年代初期曾指DMSO可以作為舒
緩關節痛楚的外敷劑，但強調並非真正關節炎治本之藥。

同期來自內華達州一所腦退化醫療中心的管理人Mildred Miller聲稱
DMSO可醫治關節炎、精神病、肺氣腫以及癌症，更出版了《A little

Dab Will Do Ya!》論述 DMSO 功效（Mildred 其後因醫保欺詐而入獄）；到 1986 年電視節目《六十分鐘時事雜誌》曾指 DMSO 是劃時代的醫學突破，兩者造成更多人「相信」DMSO 是抗癌神藥[1]。

FDA：只用於舒緩間質性膀胱炎

不過，美國食品藥物管理局（FDA）目前只核准 DMSO 用於舒緩間質性膀胱炎症狀，其他醫學用途均未獲批准，因為現時並無實際醫學證據證明對其他病症有聲稱的功效。而且由於 DMSO 是可攜帶其他物質深入體內的高效藥物載體，FDA 警告 DMSO 有機會將有害物質帶入血管，或會造成嚴重併發症。另外，早在 1983 年美國癌症協會已發表聲明[2]，建議不要使用 DMSO 治療癌症；2014 年更有研究報告[3]指，抗癌聲稱值得關注，因為 DMSO 會干擾各種化療藥物的藥力。

更諷刺的是市面上的 DMSO 產品，很多都有罐頭式免責聲明指，產品未被 FDA 檢測，並非用作診斷、治療、預防或預防任何疾病。所以，大家可以想像 DMSO 是否黑心商家賺錢的技倆。

簡單進食海藻就能補充碘

至於碘原素滴劑的歷史更為悠久。1910 年代印度發明家 Shankar Abaji Bhise 大病時吃過水藻湯後康復，認為水藻中的碘是有效藥物，其後更以特製的加電過程處理碘，製成碘原素水劑，最後逐漸演變成現今的碘原素滴劑。

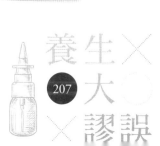

養生 × 大 × 謬誤

不過，波蘭生物學家Wojciech Rychlik 2017年曾撰文指，元素碘以雙原子形式存在，並不帶電荷；即使是單原子碘也不帶電荷，反而是種極不穩定、高反應的自由基。他強調，坊間聲稱電磁場可製造帶電的單原子碘，是不可能的；其實簡單地將元素碘，放在紫外光底下，即可做成單原子碘，但絕無可能帶電。

Rychlik指出坊間某些發起使用碘原素滴劑人士，聲稱碘的最佳使用方法是從三氯化碘吸收，但這種含氯的化合物在77℃或溶在水中時會分解為一氯化碘以及有毒的氯氣。他相信現有的碘原素滴劑，很大機會只是1%碘溶液溶在95%乙醇之中，他又表示部份醫生附和說法，有機會是受市場推廣影響，並強調成人補充碘的最佳和最安全的形式是進食海藻。

早於1929年FDA[4]已指，無任何白紙黑字的科學證據指碘原素水劑有聲稱的藥效，其功用並不高於或只等同於碘酊（tincture of iodine, 即用來消毒的碘酒）。

說這麼久，我好像沒有說過碘的抗皮膚癌作用，答案：真的沒有，因為現時未有獨立研究證明吃碘可防皮膚癌，但留意碘不足是有機會造成甲狀腺腫脹的。

鄧先生為朋友分享的原意是好，畢竟很多民間智慧都是口耳相傳得來——但正所謂好心做壞事，自己都一知半解下，如何能說服人這些偏方有效呢？更何況這些偽科學資訊一旦出現就會覆水難收，學者或醫生再多的專業解畫也無法修補這些先入為主的資訊。

我明白癌症病人心急想痊癒，但很多時標靶藥物或其他常規治療的藥效，並不會即時出現，如果病人很快放棄這些有臨床根據的治療轉投另

類療法，更常聽到的是延誤治療，令癌症惡化，原本可治癒的情況最終變成無藥可醫。所以有甚麼問題，請諮詢多於一個專科醫生的意見，切勿藥石亂投。

參考資料：

1. Jarvis, W.T. (1997). DMSO. Retrieved from https://www.ncahf.org/articles/c-d/dmso.html

2. American Cancer Society. (1983). Unproven methods of cancer management: Dimethyl sulfoxide(dmso). CA: A Cancer Journal for Clinicians, 33: 122–125. doi:10.3322/canjclin.33.2.122

3. Hall, M.D., Telma, K.A., Chang, K.E. & et al. (2014). Say No to DMSO: Dimethylsulfoxide Inactivates Cisplatin, Carboplatin and Other Platinum Complexes. Cancer Res. 2014 Jul 15; 74(14): 3913–3922. doi: 10.1158/0008-5472.CAN-14-0247

4. FDA Bureau of Chemistry. (1929). Atomidine. The Journal of the American Dental Association (1922) Vol 16 Issue 1, pp 168-171. doi: 10.14219/jada.archive.1929.0007

食維他命B雜 +飲椰水 解酒偏方有根據？

「聽朝早機去日本，唔啪返粒B雜、隊枝椰水，邊有精神係日本揸車？」

某晚與一班朋友食飯，飲多兩杯講起如何解決宿醉問題。有人立刻拿出一枝一公升的椰水與一樽維他命B雜，表示早有準備避免隔天去旅行不會宿醉。那到底這個解酒偏方有沒有用呢？

宿醉造成的頭痛、渴睡、口乾、腸胃不適，現時已知是與脫水、糖份代謝速度改變、睡眠質素變差、酒的主要成份乙醇氧化後產生乙醛（acetaldehyde）並在體內累積等有關。但宿醉的成因到現時為止，我們依然未有完全了解[1]。

坊間解酒法

坊間充斥不少「解酒良方」，例如飲茶、飲椰水，甚至食藥等，以補充水分與止頭痛等的症狀。首先要注意的是，咖啡或茶都是利尿劑，會增加脫水風險令宿醉更為嚴重，所以切忌飲用。而食藥需要非常小心，因

為部份藥物如撲熱息痛，在正常使用下已可能影響肝臟，飲酒後肝臟負荷經已被增加（通過醇脫氫酶的氧化功能，有限度降解酒精），再服食撲熱息痛即使沒出現即時危險，也是得不償失。

由於飲酒後細胞激素（cytokine）這種細胞間溝通所需的訊號蛋白製造會被干擾[2]、神經系統被影響、血糖降低，以及水分流失[3]，故此飲用運動飲品、椰水補充水分與電解質，確實能夠有限度地改善體內各種元素的平衡。更曾有研究[4]指，露荀有成份可幫助解酒，舒緩宿醉徵狀，甚至可以保護肝臟免受有毒的酒精代謝物破壞。薑也被指可能有助減低作嘔與噁心[5]，不過成效只比安慰劑稍好，試不試酒鬼們自己考慮下了。

過量 B 雜引發肝炎

所謂的維他命B雜其實是多種不同結構化合物的總稱，這些有機化合物主要有調節新陳代謝、維持皮膚和肌肉的健康、增強免疫力與神經系統的功能，亦能促進細胞生長和分裂，包括幫助紅血球製造等功效，B1、B2、B3、B5、B6、B7、B9及B12均是人體必需的維他命B雜。

已有證據指，長期飲酒會導致腦部缺乏維他命B1[6]，而更年期後的女人亦會因適量飲酒而體內有較少維他命B12[7]。事實上1973年早已有研究指，服食大量維他命B6可有效舒緩宿醉症狀，似乎服用維他命B雜有根有據。不過，1973年的報告提到的服用量是1,200毫克，但成年人每日建議攝取量只為1.3

毫克左右[8]，這個超大劑量有可能會造成膽管炎與急性胰臟炎從而引發肝炎。

除了解酒，2007年美國疾病管制與預防中心（CDC）發表的文件顯示，坊間有人以為服用大劑量維他命B3可幫助通過尿液毒物測試，但最終反而出現心跳加速、頭暈、出疹等副作用需要入住康復中心治理。雖然維他命B3本身被指可舒緩頭暈、偏頭痛，幫助血液運行[9]，然而這不等於解決了肝臟的有毒酒精代謝物，說穿了就是頭痛醫頭，腳痛醫腳，無處理宿醉最根源問題。

補水才是治標又治本

正如本章開首所說，人類對宿醉成因未有完全了解，「補水」是其中一個重要解酒良方，但食用正常份量維他命B雜是否真的有效，仍需要進一步研究。

2018年5月發表的一份大型審視報告[10]，亦再次提醒大家：食維他命丸或其他礦物補充劑，無法預防心臟病、中風等慢性疾病；吃維他命B3及抗氧化劑更會增加早死機會！領導研究的David Jenkins醫生在聲明也指，恆常進食綜合維他命、維他命C、D或鈣片不會令你更健康，同時又不會造成傷害——換言之就是浪費金錢；我們亦應意識自己到底缺乏甚麼維他命或微量元素，再根據自身情況補充該些物質。

講一些廢話：怕宿醉最好就不要飲太多酒了！我自己解酒的方法就是，補水休息到較為清醒後，回家沖個熱水涼驅酒氣，記得吹乾頭再飲水，這樣至少可以好好睡覺，早上不會太辛苦。另一方面記住做個負責任的人，請勿酒後駕駛。

參考資料：

1. Prat, G., Adan, A. & Sánchez-Turet, M. (2009). Alcohol hangover: a critical review of explanatory factors. Human Psychopharmacology: Clinical & Experimental Vol24 (4), pp259-267. doi: 10.1002/hup.1023

2. Verster, J.C. & Penning, R. (2010). Treatment and Prevention of Alcohol Hangover. Current Drug Abuse Reviews Volume 3, Issue 2 , 2010. DOI: 10.2174/1874473711003020103

3. Kim, D.L., Kim, W., Yoon, S.J. & et al. (2000). Effects of alcohol hangover on cytokine production in healthy subjects. Alcohol 2003 Nov;31(3):167-70. DOI: 10.1016/j.alcohol.2003.09.003

4. Kim, B.Y., Cui, Z.G., Lee, S.R. & et al. (2009). Effects of Asparagus officinalis extracts on liver cell toxicity and ethanol metabolism. J Food Sci. 2009 Sep;74(7):H204-8. doi: 10.1111/j.1750-3841.2009.01263.x

5. Ernst, E. & Pittler, M.H. (2000). Efficacy of ginger for nausea and vomiting: a systematic review of randomized clinical trials. Br J Anaesth 2000; 84: 367–71. DOI: 10.1093/oxfordjournals.bja.a013442

6. Martin, P.R., Singleton, C.K., & Hiller-Sturmhöfel, S. (2003). The role of thiamine deficiency in alcoholic brain disease. Alcohol research & health : the journal of the National Institute on Alcohol Abuse and Alcoholism, 27 2, 134-42.

7. Laufer, E.M., Hartman, T.J., Baer, D.J. & et al. (2004). Effects of moderate alcohol consumption on folate and vitamin B(12) status in postmenopausal women. Eur J Clin Nutr. 2004 Nov;58(11):1518-24. DOI: 10.1038/sj.ejcn.1602002

8. NIH. (n.d.). Vitamin B6 Dietary Supplement Fact Sheet. Retrieved fromhttps://ods.od.nih.gov/factsheets/VitaminB6-HealthProfessional/

9. Prousky, J. & Seely, D. (2005). The treatment of migraines and tension-type headaches with intravenous and oral niacin (nicotinic acid): systematic review of the literature. Nutr J. 2005; 4: 3. Published online 2005 Jan 26. doi: 10.1186/1475-2891-4-3

10. Jenkins, D.J.A., Spence, J.D., Giovannucci, E.L. & et al. (2018). Supplemental Vitamins and Minerals for CVD Prevention and Treatment. Journal of the American College of Cardiology Volume 71, Issue 22, June 2018. DOI: 10.1016/j.jacc.2018.04.020

養生 ╳ 大 ╳ 謬誤

5.5 順勢療法信不過！

順勢療法（Homeopathy）確實無效，這不是小肥波下巴輕輕説的，而是澳洲國立衛生和醫學研究理事會（National Health and Medical Research Council, NHMRC）2015年評估1,800份研究後得出的結論[1]。

以同治同理論站不住腳

愈來愈多人聽過「順勢療法」，但大部份人都不知這療法葫蘆裡賣甚麼藥。其實，現代順勢療法由德國醫師Samuel Hahnemann在18世紀初進行金雞納（Cinchona）樹皮醫治瘧疾的研究時，所發現的一種治療理論。Hahnemann在研究中服用金雞納後，出現類似瘧疾的症狀：發燒、打顫和關節痛等，由此推斷有用之藥，必令健康的人患病，其病徵與欲治之病相似，這亦是順勢療法最重要的理論——「以同治同（like cures like）」。

這理論與中醫當中的以形補形無分別，但我並非在此一併否定中醫藥效，絕大部份中藥效用都經過前人反覆試驗與現代科學證明之，絕非像順勢療法只「以同治同」。

重要的是Hahnamann的理論，無科學之實，發現純粹「屎忽撞棍」。現代研究顯示，金雞納之所以能治療瘧疾，是因為內含奎寧 (Quinine)，能殺死致病的瘧原蟲[2]，換句話說「以同治同」的機制並非金雞納有療效的原因。

Hahnemann又認為，病人服用大劑量的「引症劑」，會加重病情，故此該物質需以清水或酒精（溶劑）極度稀釋處理，消除其害後就能治療病症。而順勢藥品的稀釋處理，並非漂白水消毒的1:99濃度水平，而是一萬倍至萬億 (10^{12}) 倍不等，此時的溶液中基本上不存在任何「引症劑」分子，所以你服用的基本上與清水或酒精無分別。

我相信理性的讀者，看到這裡，已經知道順勢療法實際上是偽科學，但請容許我繼續說下去。

政府認證不一定100%可信

NHMRC於1,800份研究中，最終篩選出225份作全面評估，因為其餘的報告不是研究方法有漏洞，就是研究對象數目太少。這些質素差的報告往往是支持順勢療法比安慰劑 (Placebo)的效用更好，最終得出結論，沒有可靠的證據表明順勢療法是有效的，不比安慰劑有效：

Based on the assessment of the evidence of effectiveness of homeopathy, NHMRC concludes that there are no health conditions for which there is reliable evidence that homeopathy is effective.

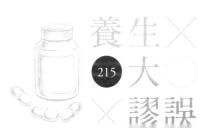

養生大謬誤

順勢療法本身或許無害，試試無妨，但情急的病人往往會因為使用順勢療法，拒絕或延誤接受正規治療，令病情惡化，理事會期望大家在使用另類療法之前三思，也希望保險公司停止醫療保險回贈順勢療法的費用。據估計，澳洲現時有約一百萬人接受順勢療法，他們所花的醫藥費每年高達730萬美元[3]。

而各地也有不少私人學校推出順勢療法課程，收取高昂的學費。當然，這是他們的選擇，掉錢落咸水海學魔法球占卜其實也與我無關，問題是不少政府認可這些課程，更批出專業資格，令大眾以為順勢療法是安全且可信的。

2010年，英國做過的類似研究也得出同樣結論[4]，令該國接受順勢療法的病者減少，NHMRC相信同樣的情況會在澳洲出現。在2016年，美國聯邦貿易委員會 (FTC) 發表聲明，要求所有順勢療法製造商提出可靠科學證據，即要通過現有藥物標準審批過程，又要通過「雙盲測試」且設有實驗對照組，以確定實際功效比「安慰劑」好，方能在美國出售該類產品[5]。

順勢「出牙」恐有嚴重後果

然而，順勢療法產品從來都無足夠證據支持和達到標準。有學者甚至認為，在大量證據反對順勢療法下，根本不應再花資源去研究其不存在的效用。美國食品藥品監督管理局 (FDA) 則在2006-2016年間，收到超過370宗個案投訴[6]，指同一順勢療法藥廠製造的「出牙藥物」令眾多小朋友出現嚴重健康問題，而這些問題明顯不是個別事件。

因此 FDA 在 2016 年展開十宗嬰兒採用順勢療法的出牙片與凝膠產品後死亡案件調查，並要求生產商停止售賣產品；當局又於 2018 年再次向同類產品生產商發出警告信禁止其生產與銷售，否則將會採取法律行動。

雖然如此，但這並不代表所有順勢療法產品與「醫師」會立即消失。香港有「醫師」甚至不斷發佈有問題資訊播放電影《只藥一滴 (Just One Drop)》，指順勢療法戰勝多場疫症。沒錯，英國皇室多年來都擁護順勢療法。那又如何呢？

醫師 ≠ 醫生

2018 年謝安琪反疫苗事件已看到，名人講的未必完全真確，如果一窩蜂、不細心求證下信到十足十，你與當年盲搶鹽、板藍根的大媽就沒有分別了。再講二百多年來順勢療法戰勝了甚麼疫症？沙士？寨卡？虐疾？天花？牛痘也不關順勢療法的事，如果真的這麼有效，愛滋病不再是絕症。

我並非說正規主流治療毫無缺點，而是在進行另類的療法前，尋求有真正專業資格的醫護人員的意見，如果本身是在接受療程的中途，應繼續療程。為順勢療法而賭上自己的性命，隨時 Game over，值得嗎？尤其，這些「醫師」開口埋口就話教你吃甚麼用甚麼，而這些東西就只有這些醫師的網店有售，你說不是下流商人賺錢為實，找誰信呢？

《醫生註冊條例》第 28 條列明，除第 28(3) 條另有規定外，任何人並非已註冊、臨時註冊或獲豁免註冊，而從事內科或外科執業，或對某人進行任何醫學診斷、訂明任何醫藥治療或施行任何醫藥治療(包括外科手術)而導致該人受人身傷害，即屬犯罪，一經定罪，可處罰款及監禁。

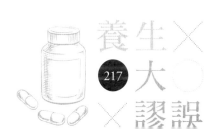

養生大謬誤

最高刑罰為可處監禁七年[7]。如果順勢療法「醫師」沒自稱「醫生」，又指在病人身上施行的並非醫療行為，根本就無法將這些江湖術士繩之以法。多年來，政府也無清楚釐定無牌行醫條例上的相關字眼，結果近年更多不明來歷醫師湧現。所以，我們怪不得這些早已蓋棺定論的騙局（在我眼中這是連偽科學都不如）仍在22世紀繼續於社會中出現，只求自保別讓家人受騙！

參考資料：

1. National Health and Medical Research Council. (2015, March). NHMRC Information Paper: Evidence on the effectiveness of homeopathy for treating health conditions. Retrieved from https://www.nhmrc.gov.au/_files_nhmrc/publications/attachments/cam02a_information_paper.pdf

2. Atwood, K. (2008). Homeopathy and Evidence-Based Medicine: Back to the Future. Science Based Medicine. Retrieved from http://www.sciencebasedmedicine.org/homeopathy-and-evidence-based-medicine-back-to-the-future-part-i/

3. World Health Organization. (2009). Safety in the preparation of homeopathic medicine. Retrieved from http://www.who.int/medicines/areas/traditional/Homeopathy.pdf

4. House of Commons Science and Technology Committee. (2009). Evidence Check 2: Homeopathy. Retrieved from http://www.publications.parliament.uk/pa/cm200910/cmselect/cmsctech/45/45.pdf

5. USA Federal Trade Comission. (n.d.). Enforcement Policy Statement on Marketing Claims for OTC Homeopathic Drugs. Retrieved from https://bit.ly/2f71t3j

6. Kaplan, S. (21 February 2017). Hundreds of Babies Harmed by Homeopathic Remedies, Families Say. Scientific American. Retrieved from https://bit.ly/2lLeGGe

7. HKSAR Press Release. (6 June 2018). LCQ19: Unlicensed medical practice. Retrieved from https://www.info.gov.hk/gia/general/201806/06/P2018060600471.htm

5.6 小梳打粉抗癌？自然療法的謬論

癌症，在很多人心目中是不治之症。據世衞2012年統計數字[1]，全球有1,410萬人患上各類癌症，有820萬人因癌症去世，死亡率近六成。其實及早發現細胞病變，癌症並非「無得醫」而且治癒率相當高。

很多人在發現身體有腫瘤時已經太遲，這些晚期癌症在西方醫學下可能無法醫治時，病人往往會投靠一些未經證實、毫無科學根據的療法。立場新聞博客鄧小宇先生就曾介紹了一種源自自然療法的小梳打粉抗癌法。

有關小梳打粉抗癌起源

經一輪追查後，原來小梳打粉抗癌源自美國自然療法醫師Robert O. Young，他出版過一系列《pH值奇跡》(pH Miracle) 書籍，全球賣過400萬本，絕對是害人之作。他聲稱如果血液變酸的話就會變成細菌，透過管理體液pH值則可避免一切病痛。

自2005年起，Young在加州設立治療中心，為80個病情極為嚴重的患者來「治療」。BBC曾報道過，有年青女軍官患乳癌後花費 7.7萬美元(折

合約60.2萬港元）在其中心接受三個月療程後情況急劇轉差，並在回到英國後短時間就逝世；這位軍官的故事亦非獨立事件，多位病人也曾花費5萬美元以上也無法治好癌症。

結果Young在2014年於聖地牙哥因非法行醫被補，並揭發他只有高中學歷，從無任何醫療訓練，其博士學位也是買回來的；2017年六月他被判入獄三年。到了2018年，一位曾接受Young「治療」的女乳癌患者，被聖地牙哥法院判勝訴向Young追討1.05億美元賠償。該位患者原本可被傳統化療醫治，卻因為延誤治療，其乳癌已進入末期，估計只餘3-4年性命。

之前有人研究過小梳打粉是否對治癌有幫助，但明確表明小梳打粉無法減少腫瘤大小，或延長其餘下壽命[2]。筆者絕無冒犯鄧先生之意，只不過「小梳打粉抗癌法」確實與現代化學、生物學以及醫學理論相違，有必要加以論述當中謬誤，書中（Young的著作）提到：

「如果能將體內的鹼值提升到7.4-7.6度就會令癌細胞停止活躍，如果去到8.5度左右的『環境』就會令癌細胞難以存活下去，腫瘤會縮細，更會消失！」

平衡人體pH值可保健康？

先解構人體酸鹼值(pH)。身體不同部份、體液的pH值也有差異，例如胃酸pH值為1，皮膚為5.5，尿為6.0-6.5，血液7.35-7.45，細胞質7.2，線粒體基質(mitochondria matrix)為8.0，究竟如何得出人體pH最理想維持在7以上？要知道人體所有細胞內的代謝過程都離不開酵素，一旦超出各自的溫度和pH值範圍，酵素活性會下降，酵素結構亦

隨之會被破壞。舉個例，胃蛋白酶（pepsin）負責將胃
中食物的蛋白質碾碎，在中性或鹼性pH值的溶
液中，其三維結構會瓦解並喪失活性。所
以，如自然療法者所說 pH 8.5 能殺死癌
細胞，你的胃也會被幹掉。

「鹼性食物可以殺死癌細胞」這個
說法，筆者相信是受滲透作用
（osmosis）啟發，簡單例子：將細
胞放入濃食鹽水中，由於濃食鹽水
中水的含量比例較細胞質低，細胞
內的水會不斷向外滲透，導致細胞
脫水、萎縮。而酸性物質有較多氫離
子，鹼性物質有較少氫離子，如是者只
要破壞癌細胞的氫離子平衡，根據這邏輯
就能治好癌症，酸性食物理應也可做到，為何
非要鹼性食物不可呢？這是自然療法者從無解釋過的。

「上網搜索就會找到無數網站列舉酸鹼值不同的食物，多選吃鹼性高的
食物當然會提升鹼值，可惜一般肉類（包括海鮮）都屬高酸性（acidic）食
物，蔬果中也不是全屬鹼性，而且美味的食材大都偏酸，吃鹼性食物是
苦事…」

「我發覺吃檸檬也能把身體的鹼性快速提升，現在我每天早上用半個或
一個檸檬榨汁，鹼值都能升到7度以上。」

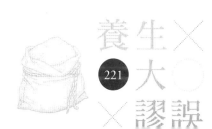

雖然，某些疾病會令血液酸鹼度失調，亦有情況可引致血液pH值低於7.35造成酸中毒（acidosis），而不同食物確實又有各自的pH值，但從生理角度看，無論是進食鹼性還是酸性食物，都無法影響身體整體的pH值平衡機制，就如一滴檸檬汁落一公升清水中，其對整體pH值影響力甚小。再者，檸檬明明就是酸性食物，怎會令pH值升高呢？

「我家中都裝了個鹼性水機，已飲用超過一年，最近測查尿液才發現體質依然偏酸，看來喝鹼性水沒有大作用。」

人體的腎負責過濾血液雜質、維持體液和電解質的平衡，最終產生尿液經由尿道排出體外；尿液含氮廢物（尿素、尿酸）、電解質、毒素和色素等等人體新陳代謝過程中的酸性廢物，所以是帶微酸（pH=6），但可以隨着飲食、液體攝取、運動量及身體狀況而有pH值轉變，幅度可比血液的0.1度窄幅上落為多。

均衡飲食才是預防癌症「良藥」

與其藥石亂投，倒不如預防癌症，減少接觸致癌物的機會，改變飲食及生活習慣。例如吸煙會增加罹患肺癌、喉癌等機會，飲酒會引致口腔、食道、乳房等癌症，缺乏運動、肥胖則與結腸癌、乳癌、子宮內膜癌等有關。養成好習慣自然不怕癌症纏擾，但如果家族有癌症病史，那就應盡早安排身體檢查，了解是否有基因問題。

參考資料：

1. *WHO. (February 2017). Cancer Fact Sheet. Retrieved from http://www.who.int/mediacentre/factsheets/fs297/en/*

2. *Robert, I.F. & Martin, N.K. (2011). Bicarbonate and dichloroacetate: Evaluating pH altering therapies in a mouse model for metastatic breast cancer. BMC Cancer 2011 11:235. doi: 10.1186/1471-2407-11-235*

後　記

科研的求真精神

讀者會發覺，很多篇章我都會勸大家多做運動、均衡飲食。然而，很多人都推搪自己工作很忙，無辦法食得定時、食得均衡、經常運動，走投無路下才會用補充劑補救。

事實上，現今絕大部份科學證據已顯示，這與健康相差九千里遠，所以無論多忙也好，請多休息，每星期也進行最少150分鐘中等強度的體能活動，並多進食蔬果，減少油鹽醬料與肉類，那就不怕百病叢生了。另一樣好重要的是，病向淺中醫，勿將自己的病情延誤。

寫一本書，真的好花精神心血，上班之餘還要看大量研究報告，又要打擾很多相關專業人士，有一刻都問自己為甚麼要做這些吃力不討好之事，尤其香港讀者最喜歡食買玩資訊，有多少人會跟你討論重力波發現、線粒體起源之爭，或者較易入口的生物演化與生態問題？

最重要是，當行入書店你發覺有很多偽科學養生書，真的會無名火起，不禁問：為何這些垃圾會污染香港人的智識庫呢？真誠地想告訴大家When things are too good to be true, there must be something wrong.

在香港，關心科學的人始終是小眾，令致絕大部份傳媒不會投放太多資源做科普版，造成惡性循環，市民又無太多渠道獲得科學資訊，結果整個香港變得對科學漠不關心，甚至很容易成為偽科學幫兇。如果我們盲目相信從媒體或所謂的健康達人接收的訊息，而不作判斷與尋找數據，你同條鹹魚有甚麼分別？人類文明也斷不能走到 22 世紀。

真的，拜託大家，如果你覺得這本書好看，請介紹給你的朋友，讓他們對科學產生更大興趣，明白科研的求真精神，這樣才會令香港變得更美好、更健康。

在此要感謝邀我寫書的 Yannes ，這個計劃雖然擱置了好一段時間才實行，但感謝她對小肥波投下信心的一票。而天窗出版社其他同事 Raina 、Knox 與 Ada 也相當重要，沒有你們這本書根本無法面世。在此，亦要感謝主場新聞、立場新聞的同事、博客，六年來在這裡見證了不少事情，真的有血有淚，尤其是我的老闆周達智先生，沒有他就沒有小肥波。當然，還要多謝我的家人、賽馬五子，以及一直在我身邊的好友。

書中或有遺漏之處，歡迎各界人士賜教，有討論才有進步啊！

223

Health 30

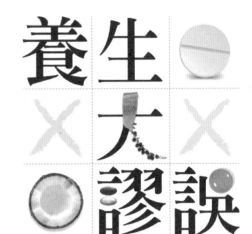

作者	小肥波
出版經理	Sherry Lui
責任編輯	Ada Wong
書籍設計	Gigi Ho
相片提供	Getty Images

出版	天窗出版社有限公司 Enrich Publishing Ltd.
發行	天窗出版社有限公司 Enrich Publishing Ltd.
	九龍觀塘鴻圖道 78 號 17 樓 A 室
電話	(852) 2793 5678
傳真	(852) 2793 5030
網址	www.enrichculture.com
電郵	info@enrichculture.com

出版日期	2019 年 4 月初版
承印	嘉昱有限公司
	九龍新蒲崗大有街 26-28 號天虹大廈 7 字樓
紙品供應	興泰行洋紙有限公司

定價	港幣 $118　新台幣 $480
國際書號	978-988-8599-11-0
圖書分類	(1) 健康養生　(2) 醫療保健

支持環保　此書紙張經無氯漂白及以北歐再生林木纖維製造，並採用環保油墨。